LOS PSICÓPATAS MÁS DESPIADADOS DE LA HISTORIA

Conoce a los Enfermos Mentales Más Infames que
Han Dejado su Huella en la Historia

BLAKE AGUILAR

Índice

Introducción

Este libro no será una lectura fácil, ya que en él encontrarás relatos de las vidas de personas terribles, que no solamente se hicieron daño a sí mismos y a sus familiares, sino que también a otras personas. A veces el daño que causaron se extiende a muchas personas.

Lo más impresionante de los psicópatas es que pueden generalmente parecen individuos comunes.

De hecho, algunas de estas historias presentan a personas que a simple vista se ven bastante convencionales. Pero también hay otros casos, que no restan el carácter impresionante de estos casos. Muchos psicópatas son personas públicas. Reyes, predicadores, generales y doctores son algunos de los puestos que ocupan las personas aquí relacionadas.

Las personas aquí retratadas son de todo tipo. De seguro ya has oído de alguna de estas. Desde personajes que inspiran ficción, como Vlad Tepes, hasta asesinos en masa del siglo XX, encontrarás relatos que te harán sugestionar la salud mental de las personas que te rodean. Además, te asombrarás del poder interpersonal de los psicópatas. Leopoldo II, que asesinó a millones, por un tiempo estuvo en una buena postura ante los ojos de las personas más importantes de Europa. Jim Jones, convenció a más de mil personas a cometer un suicidio colectivo. En los psicópatas el poder de la palabra se reviste del poder para formarse una imagen "respetable" o "normal".

El término "psicópata" se utiliza para describir a alguien insensible, sin sentimientos y moralmente depravado. Aunque el término no es un diagnóstico oficial de salud mental, se utiliza a menudo en entornos clínicos y jurídicos.

¿Qué es un psicópata? El término "psicópata" se utilizaba originalmente para describir a los individuos que eran engañosos, manipuladores e indiferentes. Con el tiempo se cambió a "sociópata" para abarcar el hecho de que estos individuos perjudican a la sociedad en su conjunto. Pero con el paso de los años, muchos investigadores han vuelto a utilizar la palabra psicópata.

Sin embargo, es importante señalar que un psicópata probablemente sería diagnosticado con un trastorno antisocial de la personalidad, una condición de salud mental más amplia que se utiliza para describir a las personas que actúan crónicamente y rompen las reglas. Pero sólo un pequeño número de individuos con trastorno antisocial de la personalidad se consideran psicópatas.

El comportamiento psicopático varía mucho de un individuo a otro. Algunos son delincuentes sexuales y asesinos. Pero otros pueden ser líderes de éxito. Todo depende de sus rasgos.

¿Cuáles son los rasgos comunes de la psicopatía? Es importante distinguir entre psicópatas e individuos con rasgos psicopáticos. Es posible mostrar varios rasgos psicopáticos sin ser un verdadero psicópata.

Los individuos con rasgos psicopáticos no necesariamente tienen un comportamiento psicopático. Sólo los individuos con rasgos psicopáticos que también muestran un comportamiento antisocial se consideran psicópatas.

- Los rasgos psicopáticos suelen incluir:
- Comportamiento antisocial
- Narcisismo
- Encanto superficial
- Impulsividad
- Rasgos insensibles y sin emociones
- Falta de culpabilidad
- Falta de empatía

Antes de entrar a la historias de psicópatas, cabe hacer un breve repaso de lo que son los psicópatas, qué hacen, cómo se forman y si existen tests para diagnosticar la psicopatía o qué tanto una persona lo es.

Profundizando en la esencia de los psicópatas

UN ESTUDIO REVELÓ que alrededor del 29% de la población general presenta uno o más rasgos psicopáticos. Pero sólo el 0,6% de la población puede encajar en la definición de psicópata.

¿Existe un test de psicopatía? Aunque puede haber muchos "tests de psicópatas" gratuitos flotando en Internet, el test utilizado en psicología se llama Psychopathy Checklist-Revised (PCL-R).

Se trata de un inventario de 20 puntos que se utiliza habitualmente para evaluar si un individuo presenta ciertos rasgos y comportamientos que podrían indicar psicopatía.

Está pensado para ser completado junto con una entrevista semiestructurada y una revisión de los registros disponibles, como informes policiales o información médica.

La puntúa un profesional de la salud mental. Las puntuaciones suelen utilizarse para predecir la probabilidad de que un delincuente reincida o si es capaz de rehabilitarse. Muchos estudios han relacionado los rasgos psicopáticos con la violencia. Los sistemas judiciales pueden evaluar las tendencias psicopáticas de los delincuentes como forma de predecir la probabilidad de que cometan más actos violentos.

El PCL-R se utiliza a menudo como prueba ofrecida por el Estado para argumentar que un acusado presenta un alto riesgo de reincidencia en delitos sexuales. Ocasionalmente, los resultados de la prueba también son empleados por la defensa para intentar demostrar que un delincuente presenta un bajo riesgo de reincidencia debido a la ausencia de rasgos psicopáticos.

El PCL-R puede utilizarse a veces para determinar la libertad condicional. La mayoría de las veces es introducida por el Estado como una forma de demostrar que un delincuente puede ser propenso a cometer más actos de violencia después de ser liberado.

· · ·

Las evaluaciones de psicopatía se han introducido también durante la fase de sentencia de los casos de pena de muerte. En la mayoría de los casos, la PCL-R se ha utilizado para argumentar que es probable que el acusado cometa actos de violencia en prisión, un factor que puede justificar la pena de muerte.

La PCL-R también se ha introducido en algunas determinaciones de internamiento civil, traslados de menores a tribunales de adultos, terminación de la patria potestad, aumentos de condena y procedimientos de competencia para ser juzgados.

Pero ha habido algunos casos en los que se ha prohibido la introducción del PCL-R, ya que algunas investigaciones sugieren que la psicopatía puede no ser un predictor tan fuerte de la violencia institucional como han argumentado algunos defensores.

En 1996 se introdujo una prueba alternativa, el Inventario de Personalidad Psicopática (PPI). Este test se utiliza para evaluar los rasgos psicopáticos en poblaciones no criminales. Todavía puede utilizarse con individuos encarcelados, pero se aplica más a menudo a otras poblaciones, como los estudiantes universitarios.

. . .

Señales de un psicópata: Los rasgos psicopáticos pueden surgir durante la infancia y empeorar con el tiempo. Estos son algunos de los signos más comunes de un psicópata:

Encanto superficial: Los psicópatas suelen ser simpáticos en la superficie. Suelen ser buenos conversadores y comparten historias que les hacen quedar bien. También pueden ser divertidos y carismáticos.

Necesidad de estimulación: A los psicópatas les encanta la emoción. Les gusta tener acción constante en sus vidas, y con frecuencia quieren vivir en el "carril rápido". A menudo, su necesidad de estimulación implica romper las reglas.

Puede que disfruten de la emoción de salirse con la suya, o incluso puede que les guste el hecho de que les puedan "atrapar" en cualquier momento. En consecuencia, a menudo les cuesta mantenerse ocupados en tareas aburridas o repetitivas, y pueden ser intolerantes con las rutinas.

Mentiras patológicas: Los psicópatas dicen mentiras para quedar bien y salir de los problemas. Pero también mienten para encubrir sus mentiras anteriores. A veces tienen dificultades para mantener sus historias, ya que olvidan lo que han dicho. Si alguien les cuestiona, simplemente cambian su historia de nuevo o reelaboran los hechos para adaptarlos a la situación.

Sentido grandioso de la autoestima: Los psicópatas tienen una visión inflada de sí mismos. Se ven a sí mismos como importantes y con derecho. A menudo se sienten justificados para vivir según sus propias reglas, y piensan que las leyes no se aplican a ellos.

Manipuladores: Los psicópatas son muy buenos para conseguir que otras personas hagan lo que ellos quieren.

Pueden jugar con la culpa de una persona mientras mienten para conseguir que otra haga su trabajo por ellos.

Falta de remordimiento: A los psicópatas no les importa cómo su comportamiento afecta a otras personas.

Pueden olvidarse de algo que hiere a alguien, o pueden insistir en que los demás están exagerando cuando se hieren sus sentimientos. En última instancia, no sienten ninguna culpa por causar dolor a la gente. De hecho, suelen racionalizar su comportamiento y culpar a otras personas.

Afecto superficial: los psicópatas no muestran muchas emociones, al menos no genuinas. Pueden parecer fríos y poco emotivos la mayor parte del tiempo. Pero cuando les conviene, pueden exhibir una muestra dramática de sentimientos. Suelen ser de corta duración y bastante superficiales. Por ejemplo, pueden mostrar ira si pueden intimidar a alguien, o pueden mostrar tristeza para manipular a alguien. Pero no experimentan realmente estas emociones.

Falta de empatía: a los psicópatas les cuesta entender cómo otra persona puede sentir miedo, tristeza o ansiedad. Simplemente no tiene sentido para ellos, ya que no son capaces de leer a las personas. Son completamente indiferentes a las personas que sufren, incluso cuando se trata de un amigo cercano o un familiar.

Estilo de vida parasitario: Los psicópatas pueden tener historias tristes acerca de por qué no pueden ganar dinero, o pueden informar a menudo de que son víctimas de otros. Entonces, se aprovechan de la amabilidad de los demás al depender económicamente de ellos. Utilizan a la gente para conseguir lo que puedan sin tener en cuenta cómo se puede sentir una persona.

Controles de conducta deficientes: los psicópatas tienen dificultades para seguir las normas, las leyes y las políticas la mayor parte del tiempo. Aunque se propongan seguir las normas, no suelen atenerse a ellas durante mucho tiempo.

Comportamiento sexual promiscuo: Como no se preocupan por la gente que les rodea, los psicópatas son propensos a engañar a sus parejas.

Pueden mantener relaciones sexuales sin protección con extraños. O pueden utilizar el sexo como una forma de conseguir lo que quieren. El sexo nunca es un acto emocional o amoroso para ellos.

Problemas tempranos de comportamiento: La mayoría de los psicópatas muestran problemas de comportamiento a una edad temprana. Pueden hacer trampa, faltar a la escuela, cometer actos de vandalismo, abusar de sustancias o volverse violentos. Su mal comportamiento tiende a aumentar con el tiempo y es más grave que el de sus compañeros.

. . .

Falta de objetivos realistas a largo plazo: el objetivo de un psicópata puede ser hacerse rico o ser famoso. Pero, a menudo, tienen poca idea de cómo hacer que estas cosas sucedan. En su lugar, insisten en que de alguna manera conseguirán lo que quieren sin esforzarse por conseguirlo.

Impulsividad: Los psicópatas responden a las cosas según lo que sienten. No dedican tiempo a pensar en los posibles riesgos y beneficios de sus elecciones. En su lugar, quieren una gratificación inmediata.

Por eso pueden dejar un trabajo, terminar una relación, mudarse a una nueva ciudad o comprar un coche nuevo por capricho.

Irresponsabilidad: Las promesas no significan nada para los psicópatas. Ya sea que prometen pagar un préstamo o firmar un contrato, no son dignos de confianza. Pueden ignorar los pagos de la manutención de los hijos, endeudarse profundamente u olvidarse de sus obligaciones y compromisos.

Falta de responsabilidad: Los psicópatas no aceptan la responsabilidad de los problemas en sus vidas. Consideran que sus problemas son siempre culpa de otros.

· · ·

Frecuentemente juegan el papel de víctimas y disfrutan compartiendo historias sobre cómo otros se han aprovechado de ellos.

Muchas relaciones matrimoniales: Los psicópatas pueden casarse porque les conviene. Por ejemplo, pueden querer gastar los ingresos de su pareja o compartir sus deudas con otra persona.

Pero su comportamiento suele conducir a frecuentes divorcios, ya que sus parejas acaban viéndolos con más acierto.

Versatilidad criminal: Los psicópatas tienden a ver las reglas como sugerencias, y suelen ver las leyes como restricciones que les frenan. Sus conductas delictivas suelen ser muy variadas. Las infracciones al volante, las violaciones financieras y los actos de violencia son sólo algunos ejemplos de la gama de delitos que pueden cometer. Por supuesto, no todos son encarcelados. Algunos pueden operar bajo negocios turbios o realizar prácticas poco éticas que no conducen a un arresto.

Revocación de la libertad condicional: La mayoría de los psicópatas no respetan las reglas de la libertad condicional cuando salen de la cárcel. Pueden pensar que no serán atrapados de nuevo. O pueden encontrar formas de excusar su comportamiento. Incluso pueden culpar a otras personas de "haber sido atrapados".

Causas de la psicopatía.

Las primeras investigaciones sobre la psicopatía sugerían que el trastorno solía tener su origen en problemas relacionados con el apego entre padres e hijos. Se pensaba que la privación emocional, el rechazo de los padres y la falta de afecto aumentaban el riesgo de que un niño se convirtiera en psicópata.

Los estudios han encontrado una relación entre el maltrato, el abuso, el apego inseguro y las separaciones frecuentes de los cuidadores. Algunos investigadores creen que estos problemas de la infancia pueden causar rasgos psicopáticos.

Pero otros investigadores sugieren que puede ser al revés. Los niños con problemas graves de conducta pueden acabar teniendo problemas de apego debido a su comportamiento. Su mala conducta puede alejar a los adultos de ellos.

· · ·

Es probable que los rasgos psicopáticos provengan de varios factores, como la genética, las alteraciones neurológicas, la crianza adversa y los riesgos prenatales de la madre (como la exposición a toxinas en el útero).

Psicopatía y violencia. Cuando la mayoría de la gente piensa en los psicópatas, se imagina a los asesinos en serie de las películas. Y aunque algunos psicópatas pueden asesinar, la mayoría no lo hacen. Sin embargo, esto no significa que no sean peligrosos.

Algunas publicaciones sugieren que los psicópatas pueden ser más propensos a ser violentos que la población general.

Pero no todos los psicópatas son violentos. Algunos estudios han descubierto que hay "psicópatas de éxito" que tienen más probabilidades de ser ascendidos a puestos de liderazgo y menos probabilidades de pasar tiempo entre rejas.

Los psicópatas exitosos pueden tener un mayor nivel de ciertos rasgos, como los rasgos de conciencia, y esto puede ayudarles a gestionar mejor sus impulsos antisociales que los que acaban siendo condenados por delitos graves.

. . .

Tratamientos: La posibilidad de tratar a los psicópatas es una cuestión muy debatida. Algunos investigadores afirman que el tratamiento no ayuda. Otros argumentan que los tratamientos específicos pueden reducir ciertos comportamientos, como la violencia.

Una revisión de la literatura de 2018 encontró que muchos de los estudios realizados sobre la eficacia del tratamiento solo se aplicaron a poblaciones específicas, como los delincuentes sexuales. Así que los tratamientos que funcionan con esa población pueden no funcionar para otros psicópatas.

Del mismo modo, las mujeres psicópatas pueden requerir un enfoque diferente. En general, tienden a ser menos violentas que los hombres, por lo que su tratamiento podría ser ligeramente diferente.

La misma revisión bibliográfica descubrió que la terapia cognitivo-conductual puede ser eficaz en algunos casos. Pero se necesita más investigación para identificar qué estrategias de reestructuración cognitiva funcionan mejor y cómo utilizarlas con poblaciones específicas.

2

Charles Manson, el falso mesías

CHARLES MANSON FUE un líder de una secta estadounidense cuyos seguidores llevaron a cabo varios asesinatos notorios a finales de la década de 1960, lo que le llevó a la cadena perpetua. Murió en 2017 tras pasar más de cuatro décadas en prisión.

Fue un criminal estadounidense que encabezó una campaña de asesinatos con sus seguidores, el culto de la Familia Manson, que lo convertiría en una de las figuras más infames de la historia criminal.

Famoso por su relación con los brutales asesinatos de la actriz embarazada Sharon Tate y de otros habitantes de Hollywood, Manson fue condenado a muerte en 1971, sentencia que fue conmutada por cadena perpetua al año siguiente.

Manson nació como Charles Milles Maddox el 12 de noviembre de 1934 en Cincinnati (Ohio), hijo de Kathleen Maddox, una chica de 16 años que era alcohólica y prostituta.

Kathleen se casó más tarde con William Manson, pero el matrimonio terminó rápidamente y Charles fue internado en una escuela de varones a los 12 años. Rechazado en sus intentos de volver con su madre, Charles no tardó en vivir en la calle y salir adelante gracias a la pequeña delincuencia.

Durante los siguientes 20 años, Manson entró y salió de reformatorios y prisiones por diversos delitos. Salió de la cárcel el 21 de marzo de 1967 y se trasladó a San Francisco.

La secta de la Familia Manson: "La Familia" era un grupo de unos 100 seguidores de Manson que compartían su pasión por un estilo de vida poco convencional y el uso habitual de drogas alucinógenas, como el LSD y las setas mágicas. La Familia Manson acabó trasladándose de

San Francisco a un rancho abandonado en el Valle de San Fernando.

Entre los seguidores de Manson también había una pequeña unidad de jóvenes impresionables. Empezaron a creer, sin rechistar, las afirmaciones de Manson de que era Jesús y sus profecías de una guerra racial.

Manson estaba influenciado no sólo por las drogas, como el LSD, sino por las obras de arte y la música de la época, sobre todo por la canción de The Beatles "Helter Skelter", de su Álbum Blanco de 1968. *Helter Skelter: La verdadera historia de los asesinatos de Manson* fue posteriormente el título de un libro superventas sobre Manson y sus crímenes escrito por Vincent Bugliosi.

Paul McCartney ha dicho que el tobogán del patio de recreo en "Helter Skelter" era una metáfora del ascenso y la caída del Imperio Romano. Sin embargo, Manson interpretó la letra de "Helter Skelter" como una incitación a iniciar una guerra racial.

Recurrió al álbum y a la letra para justificar su plan y guiar a sus seguidores al asesinato.

. . .

Manson creía firmemente y estaba interesado en la noción del Armagedón del *Libro de las Revelaciones*, y también exploró las enseñanzas de la Cienciología y de otras iglesias de culto más oscuras, como la Iglesia del Juicio Final.

En muchos aspectos, Manson reflejaba los rasgos de personalidad y las obsesiones que se asociaban a los gurús de los grupos de culto-cuasi-religiosos que empezaron a surgir en la década de 1960. Se engañaba patológicamente creyendo que era el presagio del futuro del planeta.

Antes de la famosa matanza de Manson, Dennis Wilson, de los Beach Boys, había permitido que Manson y varios miembros de su Familia se quedaran en su casa después de recoger a dos mujeres de la Familia que habían hecho autostop.

Gracias a esta asociación, Manson tuvo la oportunidad de hacer una audición para Terry Melcher, hijo de Doris Day y amigo/productor de la popular banda de los años sesenta, los Beach Boys, que por aquel entonces vivía en casa de Polanski. Melcher no estaba interesado en firmar un contrato con Manson.

· · ·

Supuestamente, Manson grabó algo de música en el estudio del hermano de Dennis, Brian Wilson. Los Beach Boys publicaron una canción escrita por Manson titulada "Cease to Exist" (rebautizada como "Never Learn Not to Love") en su álbum de 1969, 20/20, como cara B del single.

Se cree que la Familia Manson -incluyendo a Manson y a sus jóvenes y leales discípulos- ha llevado a cabo unos 35 asesinatos. La mayoría de sus casos nunca fueron juzgados, en parte por falta de pruebas. Además, los autores ya habían sido condenados a cadena perpetua por los asesinatos del 9 de agosto de 1969 (Tate, el escritor Wojciech Frykowski, su pareja, la heredera de granos de café Abigail Folger y el famoso estilista Jay Sebring) y por otras dos víctimas del 10 de agosto de 1969 (el acaudalado ejecutivo de supermercados Leno LaBianca y su esposa, Rosemary).

En agosto de 1969, Manson reunió a un grupo de sus más fieles seguidores de la Familia para llevar a cabo su masacre entre la élite y la "gente guapa" de Hollywood. La primera de las víctimas de Manson fue asesinada en la casa que Polanski había alquilado, situada en el 10050 de Cielo Drive, en Benedict Canyon, una zona al norte de Beverly Hills. Polanski se encontraba en Londres rodando una película, y las cuatro víctimas acababan de volver a casa después de cenar en el momento del asesinato.

. . .

Aunque el propio Manson no participó en los asesinatos propiamente dichos, dirigió a cuatro de sus seguidores más obedientes -Charles "Tex" Watson, Susan Atkins, Patricia Krenwinkel y Linda Kasabian- a la dirección y les indicó que mataran a todos. Según las declaraciones de uno de los miembros de la Familia, la casa de Polanski había sido el objetivo porque representaba el mundo del espectáculo que había rechazado a Manson.

Steven Parent había estado visitando a su amigo Garretson cuando se convirtió en la primera víctima de la Familia Manson.

Mientras se alejaba de la casa en la oscuridad de la madrugada, fue visto por los intrusos y asesinado a tiros.

Kasabian estaba horrorizada por los disparos al chico y se quedó fuera para vigilar. Kasabian actuó como conductora de la huida y se convertiría en la testigo estrella durante el juicio.

Cuando los otros tres irrumpieron en la casa, reunieron a Tate, Frykowski, Folgers y Sebring en el salón y los ataron. Sebring recibió un disparo y una brutal patada cuando intentó defender a Tate. Durante la aterradora ola de asesinatos, tanto Frykowski como Folger consiguieron escapar de la casa, pero fueron perseguidos y apuñalados hasta la muerte.

En el juicio, Kasabian describió cómo vio a Frykowski salir tambaleándose de la casa cubierto de sangre y se horrorizó al verlo. Le dijo que "lo sentía", pero a pesar de sus súplicas a su atacante para que se detuviera, la víctima fue apuñalada repetidamente. Folger escapó de la casa con terribles heridas, pero fue alcanzado en el jardín delantero y apuñalado 28 veces.

Tate, embarazada de ocho meses, suplicó por la vida de su hijo no nacido. Atkins la apuñaló sin piedad en el estómago. Kasabian contó las escalofriantes palabras de Atkins a Tate antes de apuñalarla: "Mira, zorra, no tengo piedad de ti. Vas a morir, y será mejor que te acostumbres".

A continuación, Atkins utilizó la sangre de Tate para escribir la palabra "cerdo" en la puerta principal. Sin embargo, en lugar de que esta brutal masacre saciara al patológico Manson, este criticó a los asesinos por ser descuidados.

La noche siguiente, Manson llevó a los miembros de la Familia Watson, Krenwinkel y Leslie Van Houten a la dirección de Los Feliz de los Labianca, y la pareja fue asesinada de forma igualmente horripilante.

Irónicamente, Manson y su familia fueron arrestados no por sospecha de los asesinatos de Tate-LaBianca, sino simplemente por la creencia de que habían vandalizado una parte del Parque Nacional del Valle de la Muerte mientras se escondían en el desierto de Mojave.

En 1969, el sheriff del condado los había detenido, sin darse cuenta de que estaban implicados en los atroces asesinatos. Pero fue a través de la confesión de Susan Atkins, mientras estaba detenida bajo la sospecha de haber asesinado a Gary Hinman durante un incidente no relacionado, lo que llevó a los detectives a darse cuenta de que Manson y sus seguidores estaban involucrados en los asesinatos.

En el transcurso del juicio se examinaron varias motiva-ciones. La más factible fue que el ego patológico de Manson, su locura y su creencia en el Armagedón fueron las influencias que le llevaron a dejar un rastro de destruc-ción. Manson creía que era el nuevo Mesías, y que tras un "ataque nuclear" él y sus seguidores se salvarían escon-diéndose en un mundo secreto bajo el desierto.

. . .

Sus visiones proféticas incluían la creencia de que la guerra racial se saldaría con una victoria de los negros, y Manson, junto con los miembros de su Familia, tendría que servir de mentor a la comunidad negra, ya que les faltaría experiencia para dirigir el planeta.

Como Manson y la Familia iban a ser los beneficiarios de la guerra racial, dijo a sus seguidores que tenían que ayudar a iniciarla. Según el testigo de la defensa y asesino Van Houten, esta fue la razón principal por la que asesinaron a los LaBianca. Manson había cogido la cartera de la asesinada Rosemary LaBianca con la intención de depositarla en un sector de Los Ángeles en el que un afroamericano pudiera encontrarla, usarla y luego, posiblemente, cargar con los asesinatos.

Más tarde, ante el tribunal, Van Houten, que sólo tenía 19 años cuando participó en los asesinatos de LaBianca, alegó que Manson se había aprovechado de su vulnerabilidad y de la aversión que sentía por su madre, aunque creía, como los demás miembros, que era un hombre con visión de futuro. Treinta años después, durante una audiencia de la junta de libertad condicional, Van Houten dijo que estaba horrorizada por lo que había hecho aquella noche y que deseaba desesperadamente redimirse. Se le denegó la libertad condicional en 2006 y de nuevo en 2010.

. . .

Susan Atkins admitió en sus confesiones iniciales a sus compañeros de prisión que había querido cortar el bebé no nacido de Tate, pero que no tuvo tiempo. También reveló que se iban a perpetrar otros actos espeluznantes y macabros contra las víctimas y que había una lista de otras estrellas de Hollywood de alto nivel para ser asesinadas y mutiladas. Entre ellas estaban Elizabeth Taylor y su marido Richard Burton, Frank Sinatra, Steve McQueen y Tom Jones.

Cuando se le preguntó por qué querían matar a los famosos, Atkins respondió que la Familia Manson quería cometer asesinatos que conmocionaran al mundo y que hicieran que la gente se fijara en ellos.

El juicio comenzó en junio de 1970, y el abogado Ronald Hughes fue nombrado abogado de Manson y Van Houten. Hughes no tardó en prescindir de Manson como cliente, al parecer porque pensaba que podría convencer al jurado de que Van Houten había sido influenciado indebidamente por el líder de la Familia.

Esta decisión puede haberle costado la vida: A finales de año, Hughes se fue de acampada y desapareció, y su cuerpo descompuesto apareció varios meses después. Se cree que fue víctima de un asesinato en represalia por parte de los miembros de la Familia de Manson.

Durante el juicio, Manson lanzó un álbum titulado Lie en un esfuerzo por recaudar dinero para su defensa. Se deleitó con la atención de los medios de comunicación, y durante el proceso judicial apareció con una X tallada en la frente. Algunas de sus seguidoras copiaron el acto y se afeitaron la cabeza, a veces sentadas fuera del juzgado. La X se fue modificando hasta convertirse en una esvástica.

A lo largo del juicio, los asesinos solían reírse e intercambiar muecas con Manson, sin mostrar ningún remordimiento por sus crímenes.

El 25 de enero de 1971, Manson fue declarado culpable de asesinato en primer grado por dirigir las muertes de las víctimas de Tate-LaBianca. Fue condenado a muerte, pero ésta se conmutó automáticamente por cadena perpetua después de que el Tribunal Supremo de California invalidara todas las condenas a muerte anteriores a 1972.

. . .

Fue condenado a cadena perpetua y pasó las siguientes cuatro décadas entre rejas.

A Kasabian se le concedió inmunidad por su papel de testigo estrella. Susan Atkins fue condenada a muerte, pero su sentencia fue conmutada posteriormente por cadena perpetua. Estuvo encarcelada desde 1969 hasta su muerte en 2009.

En 1955, entre sentencias de prisión, Manson se casó con Rosalie Jean Willis, una camarera de hospital de 17 años. La pareja se mudó a California y tuvo un hijo, Charles Manson Jr, que se suicidó en la década de 1990. En 1956, Willis se marchó con su hijo para estar con su nuevo amante, y posteriormente se divorció de Manson.

En 1959, Manson se casó con una prostituta, Leona Rae "Candy" Stevens, con quien tuvo un segundo hijo, Charles Luther Manson. Stevens se divorció de Manson en 1963.

En una entrevista concedida en 2013 a la revista Rolling Stone, Afton Burton, que se hacía llamar Star, aseguró que ella y Manson mantenían una relación, y le dijo al periodista: "Te lo digo directamente, Charlie y yo nos vamos a casar. Cuándo será, no lo sabemos. Pero me lo tomo muy en serio. Charlie es mi marido. Charlie me dijo que te dijera esto".

A los 19 años, Star se había mudado de Illinois a Corcoran (California) para estar cerca de la prisión en la que Manson estaba encarcelado, y también dirigía múltiples páginas web destinadas a conseguir su liberación.

En noviembre de 2014, Star, de 26 años, y Manson, de 80, obtuvieron una licencia de matrimonio. Sin embargo, su licencia matrimonial expiró en 2015, y en febrero de ese año el escritor Daniel Simone alegó que Star pretendía principalmente casarse con Manson para poder exhibir públicamente su cadáver con fines de lucro después de su muerte. La esposa de Manson, Star, dijo más tarde a Inside Edition que las nupcias seguían en pie, mientras que su madre refutó las afirmaciones de Simone en un artículo de Rolling Stone. Su matrimonio nunca llegó a celebrarse antes de la muerte de Manson.

Manson murió el 19 de noviembre de 2017 por causas naturales. Llevaba más de 40 años en prisión por sus crímenes.

. . .

Días antes, Manson había sido ingresado en un hospital de Bakersfield (California); sin embargo, no se revelaron detalles sobre su estado de salud ni su ubicación, por razones de privacidad y seguridad. El antiguo preso también había sido hospitalizado a principios de año.

Manson llevaba cumpliendo condena en la prisión estatal de Corcoran, en California, desde 1971. En 2012, se le denegó la libertad condicional por duodécima vez.

Durante unos cuatro meses después de la muerte de Manson, el Tribunal Superior del Condado de Kern (California) trató de determinar quién tenía derecho a reclamar el cuerpo del famoso líder de la secta.

Cuatro personas manifestaron su interés, entre ellas dos que decían ser su hijo, una que demostraba ser un nieto y una cuarta que decía ser un antiguo amigo por correspondencia. El asunto se complicó aún más con la presentación de testamentos contrapuestos. En marzo de 2018, el tribunal adjudicó el cuerpo de Manson a su nieto, Jason Freeman, el único hijo de Charles Manson Jr. residente en Bradenton (Florida), Freeman declaró a un canal de noticias local que planeaba incinerar el cuerpo de su abuelo y esparcir las cenizas en un lugar no revelado.

· · ·

Siendo apenas un adolescente, en 1951 Manson comenzó a pasar tiempo en prisión. Al principio, antes de que descubriera las ventajas de ser un "preso modelo", se le consideraba peligroso. Acabaría pasando la mitad de los primeros 32 años de su vida entre rejas.

Los informes de libertad condicional describen a Manson como una persona que padece un "marcado grado de rechazo, inestabilidad y trauma psíquico" y que "se esfuerza constantemente por conseguir un estatus y asegurarse algún tipo de amor". Otras descripciones incluían "imprevisible" y "seguro sólo bajo supervisión".

A partir de 1958, Manson entró y salió de la cárcel por diversos delitos, como el proxenetismo y el paso de cheques robados, y fue enviado a la prisión de McNeil Island, en el estado de Washington, durante 10 años. Fue durante su encarcelamiento cuando Manson aprendió a leer música y a tocar la guitarra.

Repercusión cultural: A los pocos meses de las detenciones de Tate-LaBianca, Manson fue acogido por los periódicos clandestinos de la contracultura de los años sesenta de la que había surgido la Familia. Cuando un redactor de Rolling Stone visitó la oficina del fiscal del distrito de Los Ángeles para un artículo de portada de junio de 1970, quedó impresionado por una fotografía del sangriento "Healter Skelter" que vincularía a Manson con la cultura popular.

Manson ha estado presente en la moda, los gráficos, la música y el cine, así como en la televisión y el escenario.

En un epílogo redactado para la edición de 1994 de la obra de no ficción Helter Skelter, el fiscal Vincent Bugliosi citó la afirmación de un empleado de la BBC de que un "culto neo-Manson" existente entonces en Europa estaba representado, entre otras cosas, por unos 70 grupos de rock que tocaban canciones de Manson y "canciones de apoyo a él".

Un ejemplo de música popular con referencias a Manson es "Sadie" de Alkaline Trio, cuya letra incluye las frases "Sadie G", "Ms. Susan A" y "Charlie's broken .22". "Sadie Mae Glutz" era el nombre por el que se conocía a Susan Atkins dentro de la Familia; y como se ha señalado anteriormente, la cacha del revólver que se hizo añicos cuando Tex Watson la utilizó para apalear a Wojciech Frykowski era de un calibre veintidós. A la letra de "Sadie" le sigue un pasaje hablado derivado del testimonio de Atkins en la fase penal del juicio contra Manson y las mujeres.

. . .

Manson ha influido incluso en los nombres de artistas musicales como Spahn Ranch, Kasabian y Marilyn Manson, este último un nombre artístico ensamblado a partir de "Charles Manson" y "Marilyn Monroe". La historia de las actividades de la Familia inspiró la ópera de John Moran The Manson Family y el musical de Stephen Sondheim Assassins, este último con Lynette Fromme como personaje.

La historia ha sido objeto de varias películas, incluidas dos dramatizaciones televisivas de Helter Skelter. En el episodio de South Park Feliz Navidad Charlie Manson es un personaje cómico cuyo número de recluso es 06660, una aparente referencia al 666, el "número de la bestia" bíblico.

3

Leopoldo II, el monstruo del Congo

EL SIGUIENTE CASO es diametralmente distinto al anterior. El personaje principal de este capítulo, a pesar de matar a millones, no estuvo en la cárcel. Fue rey, colonizador y asesino.

Leopoldo II fue el segundo rey de los belgas de 1865 a 1909 y, por sus propios medios, propietario y gobernante absoluto del Estado Libre del Congo de 1885 a 1908.

Nacido en Bruselas, fue el segundo hijo superviviente, pero el mayor, de Leopoldo I y Luisa de Orleans. Sucedió a su padre en el trono belga en 1865 y reinó durante 44 años hasta su muerte, el reinado más largo de cualquier monarca belga. Murió sin hijos legítimos. El actual rey belga desciende de su sobrino y sucesor, Alberto I.

. . .

Leopoldo fue el fundador y único propietario del Estado Libre del Congo, un proyecto privado emprendido en su propio nombre. Recurrió a Henry Morton Stanley para que le ayudara a reclamar el Congo, la actual República Democrática del Congo. En la Conferencia de Berlín de 1884-1885, las naciones coloniales de Europa autorizaron su reclamación comprometiendo al Estado Libre del Congo a mejorar la vida de los habitantes nativos. Leopoldo hizo caso omiso de estas condiciones y dirigió el Congo utilizando la Fuerza Pública mercenaria para su beneficio personal. Extrajo una fortuna del territorio, inicialmente mediante la recolección de marfil y, tras el aumento del precio del caucho natural en la década de 1890, mediante el trabajo forzado de la población nativa para cosechar y procesar el caucho.

La administración de Leopoldo en el Estado Libre del Congo se caracterizó por las atrocidades, incluyendo la tortura y el asesinato, resultado de una notoria brutalidad sistemática.

En 1890, George Washington Williams acuñó el término "crímenes contra la humanidad" para describir las prácticas de la administración de Leopoldo II de Bélgica en el Estado Libre del Congo: se amputaban las manos de hombres, mujeres y niños cuando no se cumplía la cuota de caucho y morían millones de congoleños. Los relatos coloniales suelen destacar los cambios modernizadores de Leopoldo en el Congo y no la muerte masiva que facilitó.

Estos y otros hechos fueron establecidos en su momento por el testimonio de testigos oculares, la inspección in situ de una comisión internacional de investigación y el Informe Casement de 1904. Las estimaciones modernas oscilan entre 1 y 15 millones de muertos, con un consenso que crece en torno a los 10 millones.

Algunos historiadores argumentan en contra de estas cifras, citando la falta de censos fiables, la enorme mortalidad causada por la viruela y la tripanosomiasis africana, y el hecho de que sólo había 175 agentes administrativos a cargo de la explotación del caucho.

En 1908, los informes sobre muertes y abusos y la presión de la Asociación para la Reforma del Congo y otros grupos internacionales indujeron al gobierno belga a asumir la administración del Congo de Leopoldo como un nuevo territorio, el Congo Belga.

Leopoldo nació en Bruselas el 9 de abril de 1835, segundo hijo del monarca belga reinante, Leopoldo I, y de su segunda esposa, Luisa, hija del rey Luis Felipe de Francia. La Revolución Francesa de 1848 obligó a su abuelo materno Luis Felipe a huir al Reino Unido. La monarca británica, la reina Victoria, era prima hermana de Leopoldo II, ya que el padre de Leopoldo y la madre de Victoria eran hermanos. Luis Felipe murió dos años después, en 1850. La frágil madre de Leopoldo se vio profundamente afectada por la muerte de su padre, y su salud se deterioró. Murió de tuberculosis ese mismo año, cuando Leopoldo tenía 15 años.

A los 18 años, Leopoldo se casó con Marie Henriette de Austria, prima del emperador Francisco José I de Austria y nieta del difunto emperador del Sacro Imperio Romano Germánico Leopoldo II, el 22 de agosto de 1853 en Bruselas.

Vivaz y enérgica, Marie Henriette se ganó el cariño del pueblo por su carácter y su benevolencia. Su belleza le valió el sobrenombre de "La Rosa de Brabante". También era una artista y música consumada. Era una apasionada de la equitación, hasta el punto de cuidar personalmente de sus caballos. Algunos bromeaban sobre este "matrimonio de un mozo de cuadra y una monja", refiriéndose este último al tímido y retraído Leopoldo.

· · ·

El matrimonio tuvo cuatro hijos: tres hijas y un hijo, el príncipe Leopoldo, duque de Brabante. El menor de los Leopoldo murió en 1869, a la edad de nueve años, a causa de una neumonía, tras caer en un estanque. Su muerte fue una fuente de gran dolor para el rey Leopoldo. El matrimonio se volvió infeliz y la pareja se separó tras un último intento de tener otro hijo, unión que dio lugar al nacimiento de su última hija, Clementina. Marie Henriette se retiró a Spa en 1895, y allí murió en 1902.

Leopoldo tuvo muchos amantes. En 1899, a sus 65 años, Leopoldo tomó como amante a Caroline Lacroix, una prostituta francesa de 16 años, y permanecieron juntos durante la siguiente década hasta su muerte. Leopoldo le prodigó grandes sumas de dinero, fincas, regalos y un título nobiliario, el de baronesa de Vaughan. Debido a estos regalos y al carácter no oficial de su relación, Carolina se hizo muy impopular entre el pueblo belga y a nivel internacional. Ella y Leopoldo se casaron en secreto en una ceremonia religiosa cinco días antes de su muerte. El hecho de no haber celebrado una ceremonia civil hizo que el matrimonio fuera inválido según la legislación belga. Tras la muerte del rey, pronto se supo que había dejado a Carolina una gran fortuna, que el gobierno belga y las tres hijas de Leopoldo, distanciadas de él, trataron de arrebatarle por derecho. Carolina tuvo dos hijos, probablemente engendrados por Leopoldo.

. . .

Primeros años de la carrera política: Como el hermano mayor de Leopoldo, el anterior príncipe heredero Luis Felipe, había muerto el año anterior al nacimiento de Leopoldo, éste era heredero del trono desde su nacimiento. A los 9 años, Leopoldo recibió el título de duque de Brabante y fue nombrado subteniente del ejército. Sirvió en el ejército hasta su llegada a la presidencia en 1865, momento en el que alcanzó el rango de teniente general.

La carrera pública de Leopoldo comenzó al alcanzar la mayoría de edad en 1855, cuando se convirtió en miembro del Senado belga. Se interesó activamente en el Senado, especialmente en los asuntos relacionados con el desarrollo de Bélgica y su comercio, y comenzó a impulsar la adquisición de colonias por parte de Bélgica. De 1854 a 1865, Leopoldo viajó mucho al extranjero, visitando la India, China, Egipto y los países de la costa mediterránea de África. Su padre murió el 10 de diciembre de 1865, y Leopoldo juró su cargo el 17 de diciembre, a la edad de 30 años.

Leopoldo se convirtió en rey en 1865. Explicó el objetivo de su reinado en una carta de 1888 dirigida a su hermano, el príncipe Felipe, conde de Flandes: "el país debe ser fuerte, próspero, por lo tanto tener colonias propias, bellas y tranquilas." ¿Así gobernó el Congo?

El reinado de Leopoldo estuvo marcado por una serie de acontecimientos políticos importantes. Los liberales gobernaron Bélgica de 1857 a 1880, y durante su último año en el poder legislaron la Ley Frère-Orban de 1879.

Esta ley creó escuelas primarias gratuitas, laicas y obligatorias, apoyadas por el Estado, y retiró todo el apoyo estatal a las escuelas primarias católicas. El Partido Católico obtuvo la mayoría parlamentaria en 1880, y cuatro años después restableció el apoyo estatal a las escuelas católicas. En 1885, varios grupos socialistas y socialdemócratas se unen y forman el Partido Laborista. El creciente malestar social y el auge del Partido Laborista forzaron la adopción del sufragio universal masculino en 1893.

Durante el reinado de Leopoldo se promulgaron otros cambios sociales. Entre ellos, el derecho de los trabajadores a formar sindicatos y la abolición del livret d'ouvrier, un libro de registro de empleo. Se promulgan leyes contra el trabajo infantil. Los niños menores de 12 años no pueden trabajar en las fábricas, los menores de 16 años no pueden trabajar de noche y las mujeres menores de 21 años no pueden trabajar en la clandestinidad. Los trabajadores obtienen el derecho a ser indemnizados por los accidentes laborales y se les conceden los domingos libres.

La primera revisión de la Constitución belga tuvo lugar en 1893.

Se introdujo el sufragio universal masculino, aunque su efecto se vio atenuado por el voto plural. Se redujeron los requisitos de elegibilidad para el senado y las elecciones se basarían en un sistema de representación proporcional, que continúa hasta hoy. Leopoldo presionó fuertemente para que se aprobara un referéndum real, por el que el rey tendría la facultad de consultar directamente al electorado sobre un asunto, y utilizar su veto en función de los resultados del referéndum. La propuesta fue rechazada, ya que habría dado al rey el poder de anular al gobierno elegido. Leopoldo se sintió tan decepcionado que consideró la posibilidad de abdicar.

Leopoldo hizo hincapié en la defensa militar como base de la neutralidad, y se esforzó por hacer que Bélgica fuera menos vulnerable militarmente. Logró la construcción de fortalezas defensivas en Lieja, en Namur y en Amberes. Durante la guerra franco-prusiana, consiguió preservar la neutralidad de Bélgica en un periodo de inusuales dificultades y peligros. Leopoldo impulsó una reforma del servicio militar, pero no pudo conseguirla hasta que estuvo en su lecho de muerte. Bajo el antiguo sistema de reposición, el ejército belga era una combinación de voluntarios y una lotería, y era posible que los hombres pagaran por los sustitutos del servicio. Esto fue sustituido por un sistema en el que un hijo de cada familia debía servir en el ejército.

El 15 de noviembre de 1902, el anarquista italiano Gennaro Rubino intentó asesinar a Leopoldo, que salía en un cortejo real de una ceremonia en la catedral de Saint-Gudule en memoria de su esposa recientemente fallecida, Marie Henriette. Tras el paso del carruaje de Leopoldo, Rubino disparó tres veces contra la procesión. Los disparos no alcanzaron a Leopoldo, pero casi mataron al Gran Mariscal del Rey, el Conde Charles John d'Oultremont. Rubino fue detenido inmediatamente y condenado a cadena perpetua. Murió en prisión en 1918.

El rey respondió después del atentado a un senador: "Mi querido senador, si el destino quiere que me fusilen, ¡qué pena!". ("Mon cher Sénateur, si la fatalité veut que je sois atteint, tant pis"!). Tras el fallido regicidio se cuestionó la seguridad del rey, ya que el cristal de los landaus tenía 2 cm de grosor. En el resto de Europa, la noticia de este intento de asesinato fue recibida con alarma. Los jefes de Estado y el Papa enviaron telegramas al rey felicitándole por haber sobrevivido al intento de asesinato.

Los belgas se alegraron de que el rey estuviera a salvo. Más tarde, en el Théâtre Royal de la Monnaie, antes de la representación de Tristan und Isolde, la orquesta tocó la Brabançonne, que se cantó con fuerza y terminó con fuertes vítores y aplausos.

Leopoldo fue el fundador y único propietario del Estado Libre del Congo, un proyecto privado emprendido en su propio nombre. Recurrió al explorador Henry Morton Stanley para que le ayudara a reclamar el Congo, zona que hoy se conoce como República Democrática del Congo. En la Conferencia de Berlín de 1884-1885, las naciones coloniales de Europa autorizaron su reclamación comprometiendo al Estado Libre del Congo a mejorar la vida de los habitantes nativos.

Desde el principio, Leopoldo ignoró estas condiciones. Durante su mandato, millones de congoleños, incluidos niños, fueron mutilados, asesinados o murieron de enfermedades. Dirigió el Congo utilizando a la mercenaria Force Publique para su enriquecimiento personal.

El incumplimiento de las cuotas de recogida de caucho se castigaba con la muerte. Mientras tanto, se exigía a la Force Publique que proporcionara la mano de sus víctimas como prueba cuando habían disparado y matado a alguien, ya que se creía que, de lo contrario, utilizarían las municiones (importadas de Europa a un coste considerable) para cazar. Como consecuencia, las cuotas de caucho se pagaban en parte con manos cortadas.

Leopold extrajo una fortuna del Congo, inicialmente mediante la recolección de marfil y, tras el aumento del precio del caucho en la década de 1890, mediante el trabajo forzado de los nativos para cosechar y procesar el caucho. Bajo su régimen murieron millones de congoleños. Las estimaciones modernas oscilan entre un millón y quince millones, con un consenso que crece en torno a los 10 millones. Varios historiadores se oponen a esta cifra debido a la ausencia de censos fiables, la enorme mortalidad de enfermedades como la viruela o la enfermedad del sueño y el hecho de que sólo había 175 agentes administrativos encargados de la explotación del caucho.

Las denuncias de muertes y abusos provocaron un gran escándalo internacional a principios del siglo XX, y Leopoldo se vio obligado por el gobierno belga a ceder el control de la colonia a la administración civil en 1908.

El proceso para obtener el Congo fue el siguiente: Leopoldo creía fervientemente que las colonias de ultramar eran la clave de la grandeza de un país, y trabajó incansablemente para adquirir territorio colonial para Bélgica. Imaginaba "nuestra pequeña Bélgica" como la capital de un gran imperio de ultramar. El gobierno belga le prestó dinero para esta empresa.

Durante su reinado, Leopoldo vio que los imperios de los Países Bajos, Portugal y España estaban en decadencia y expresó su interés en comprar sus territorios.

En 1866, Leopoldo dio instrucciones al embajador belga en Madrid para que hablara con la reina Isabel II de España sobre la cesión de Filipinas a Bélgica. Conociendo perfectamente la situación, el embajador no hizo nada.

Rápidamente, Leopoldo sustituyó al embajador por una persona más simpatizante para llevar a cabo su plan. En 1868, cuando Isabel II fue depuesta como reina de España, Leopoldo intentó insistir en su plan original de adquirir las Filipinas. Pero sin fondos, no tuvo éxito. Leopoldo ideó entonces otro plan infructuoso para establecer las Filipinas como un estado independiente, que podría ser gobernado por un belga. Al fracasar ambos planes, Leopoldo trasladó sus aspiraciones de colonización a África.

· · ·

Tras numerosos planes infructuosos para adquirir colonias en África y Asia, en 1876 Leopoldo organizó un holding privado disfrazado de asociación científica y filantrópica internacional, al que llamó Sociedad Internacional Africana, o Asociación Internacional para la Exploración y Civilización del Congo. En 1878, bajo los auspicios del holding, contrató al explorador Henry Stanley para que explorara y estableciera una colonia en la región del Congo. Las numerosas maniobras diplomáticas entre las naciones europeas dieron lugar a la Conferencia de Berlín de 1884-1885 sobre asuntos africanos, en la que los representantes de 14 países europeos y de Estados Unidos reconocieron a Leopoldo como soberano de la mayor parte de la zona que él y Stanley habían reclamado.

El 5 de febrero de 1885, el Estado Libre del Congo, un área 76 veces mayor que Bélgica, se estableció bajo el gobierno personal de Leopoldo II y su ejército privado, la Force Publique.

En 1894, el rey Leopoldo firmó un tratado con Gran Bretaña por el que se concede una franja de tierra en la frontera oriental del Estado Libre del Congo a cambio del Enclave de Lado, que daba acceso al Nilo navegable y ampliaba la esfera de influencia del Estado Libre hacia el norte, hasta Sudán. Después de que los beneficios del caucho se dispararan en 1895, Leopoldo ordenó la organización de una expedición al Enclave de Lado, que había sido invadido por los rebeldes mahdistas desde el estallido de la guerra mahdista en 1881. La expedición estaba compuesta por dos columnas: la primera, bajo el mando del héroe de guerra belga, el barón Dhanis, constaba de una fuerza considerable, de unos 3.000 efectivos, y debía atacar hacia el norte a través de la selva y atacar a los rebeldes en su base de Rejaf. La segunda, una fuerza mucho más pequeña de 800 personas, estaba dirigida por Louis-Napoléon Chaltin y tomaba la carretera principal hacia Rejaf. Ambas expediciones partieron en diciembre de 1896.

Aunque Leopoldo había planeado inicialmente que la expedición fuera mucho más allá del enclave de Lado, esperando de hecho tomar Fashoda y luego Jartum, la columna de Dhanis se amotinó en febrero de 1897, lo que provocó la muerte de varios oficiales belgas y la pérdida de toda su fuerza. No obstante, Chaltin continuó su avance y, el 17 de febrero de 1897, sus fuerzas, superadas en número, derrotaron a los rebeldes en la batalla de Rejaf, asegurando el enclave de Lado como territorio belga hasta la muerte de Leopoldo en 1909.

Leopold amasó una enorme fortuna personal explotando los recursos naturales del Congo. Al principio se exportaba marfil, pero no se obtuvieron los ingresos esperados. Cuando la demanda mundial de caucho se disparó, la atención se centró en la recolección de la savia de las plantas de caucho, que requería mucho trabajo. Abandonando las promesas de la Conferencia de Berlín a finales de la década de 1890, el gobierno del Estado Libre restringió el acceso de los extranjeros y extorsionó a los nativos para que realizaran trabajos forzados.

Los abusos, especialmente en la industria del caucho, incluían el trabajo forzado de la población nativa, palizas, asesinatos generalizados y frecuentes mutilaciones cuando no se cumplían las cuotas de producción. El misionero John Harris de Baringa quedó tan impactado por lo que había encontrado que escribió al agente jefe de Leopoldo en el Congo, diciendo:

"Acabo de regresar de un viaje al interior de la aldea de Insongo Mboyo. La miseria abyecta y el abandono total son positivamente indescriptibles. Me conmovieron tanto, Su Excelencia, los relatos de la gente que me tomé la libertad de prometerles que en el futuro sólo los matarán por los crímenes que cometan."

Las estimaciones del número de muertos oscilan entre un millón y quince millones, ya que no se llevaban registros precisos. Los historiadores Louis y Stengers afirmaron en 1968 que las cifras de población al inicio del control de Leopoldo son sólo "conjeturas salvajes", y que los intentos de E. D. Morel y otros de determinar una cifra de pérdida de población eran "sólo producto de la imaginación."

Adam Hochschild dedica un capítulo de su libro *King Leopold's Ghost* al problema de la estimación del número de muertos. Cita varias líneas de investigación recientes, realizadas por el antropólogo Jan Vansina y otros, que examinan las fuentes locales (registros policiales, registros religiosos, tradiciones orales, genealogías, diarios personales y "muchas otras"), que en general coinciden con la evaluación de la comisión gubernamental belga de 1919: aproximadamente la mitad de la población pereció durante el periodo del Estado Libre. Hochschild señala que, dado que el primer censo oficial realizado por las autoridades belgas en 1924 cifraba la población en unos 10 millones, estas diversas aproximaciones sugieren una estimación aproximada de una disminución de la población en 10 millones.

Las epidemias de viruela y la enfermedad del sueño también devastaron a la población alterada. En 1896, la tripanosomiasis africana había matado hasta 5.000 africanos en la aldea de Lukolela, en el río Congo. Las estadísticas de mortalidad se recogieron gracias a los esfuerzos del cónsul británico Roger Casement, que encontró, por ejemplo, sólo 600 supervivientes de la enfermedad en Lukolela en 1903.

. . .

Inspirado por obras como El corazón de las tinieblas (1902) de Joseph Conrad, publicada originalmente como una serie de tres partes en Blackwood's Magazine (1899) y basada en la experiencia de Conrad como capitán de un barco de vapor en el Congo 12 años antes, la crítica internacional al gobierno de Leopoldo aumentó y se movilizó. Los informes sobre la escandalosa explotación y los abusos generalizados de los derechos humanos llevaron a la Corona británica a nombrar a su cónsul Roger Casement para que investigara las condiciones del lugar. Sus extensos viajes y entrevistas en la región dieron como resultado el Informe Casement, que detallaba los amplios abusos cometidos bajo el régimen de Leopoldo. En Gran Bretaña, el ex empleado naviero E. D. Morel fundó, con el apoyo de Casement, la Asociación para la Reforma del Congo, el primer movimiento masivo de derechos humanos. Entre sus partidarios se encontraba el escritor estadounidense Mark Twain, cuya mordaz sátira política, titulada *El soliloquio del rey Leopoldo*, retrata al rey argumentando que llevar el cristianismo al país es más importante que pasar un poco de hambre, y utiliza muchas de las propias palabras de Leopoldo en su contra.

El escritor Arthur Conan Doyle también criticó el "régimen del caucho" en su obra de 1908 *El crimen del Congo*, escrita para ayudar al trabajo de la Asociación para la Reforma del

Congo. Doyle contrastó el régimen de Leopoldo con el británico en Nigeria, argumentando que la decencia exigía que los gobernantes de los pueblos primitivos se preocuparan en primer lugar de su elevación, no de cuánto se podía extraer de ellos. Como describe Hochschild en *King Leopold's Ghost*, muchas de las políticas de Leopoldo, en particular las de los monopolios coloniales y los trabajos forzados, estaban influenciadas por la práctica holandesa en las Indias Orientales. Métodos similares de trabajos forzados fueron empleados en cierta medida por Alemania, Francia y Portugal donde había caucho natural en sus propias colonias.

La oposición internacional y las críticas del Partido Católico, los liberales progresistas y el Partido Laborista hicieron que el Parlamento belga obligara al rey a ceder el Estado Libre del Congo a Bélgica en 1908. El acuerdo que condujo a la entrega le costó a Bélgica la considerable suma de 215,5 millones de francos. Esta suma se utilizó para saldar la deuda del Estado Libre del Congo y para pagar a sus tenedores de bonos, así como 45,5 millones para los proyectos de construcción favoritos de Leopoldo en Bélgica y un pago personal de 50 millones para él.

El Estado Libre del Congo se transformó en una colonia belga conocida como el Congo Belga bajo control parlamentario. Leopoldo hizo todo lo posible por ocultar las posibles pruebas de delitos durante su etapa como gobernante de su colonia privada. Quemó todo el archivo del Estado Libre del Congo y dijo a su ayudante que, aunque le habían quitado el Congo, "no tienen derecho a saber lo que hice allí". El Congo obtuvo la independencia en 1960.

El 17 de diciembre de 1909, Leopoldo II muere en Laeken y la corona belga pasa a Alberto I, hijo del hermano de Leopoldo, Felipe, conde de Flandes. Su cortejo fúnebre fue abucheado por la multitud, en expresión de desaprobación por su gobierno del Congo. El reinado de Leopoldo, de exactamente 44 años, sigue siendo el más largo de la historia belga. Fue enterrado en el panteón real de la iglesia de Nuestra Señora de Laeken en Bruselas.

La atención a las atrocidades del Congo disminuyó en los años posteriores a la muerte de Leopoldo. En la década de 1930 se erigieron estatuas suyas por iniciativa de Alberto I, mientras que el gobierno belga celebraba sus logros en Bélgica.

El debate sobre el legado de Leopoldo se reavivó en 1999 con la publicación de *King Leopold's Ghost*, del historiador estadounidense Adam Hochschild, que relata el plan de Leopoldo para adquirir la colonia, la explotación y el gran número de muertos. El debate resurgió periódicamente durante los siguientes 20 años.

En 2010, Louis Michel, miembro belga del Parlamento Europeo y ex ministro de Asuntos Exteriores de Bélgica, calificó a Leopoldo II de "héroe visionario".

Según Michel, "utilizar la palabra 'genocidio' en relación con el Congo es absolutamente inaceptable e inapropiado. ... quizás la colonización fue dominante y adquirió más poder, pero en un momento dado, trajo la civilización". Las observaciones de Michel fueron rebatidas por varios políticos belgas. El senador Pol Van Den Driessche contestó: "¿Un gran visionario? En absoluto. Lo que ocurrió entonces fue vergonzoso. Si lo midiéramos con los estándares del siglo XXI, es probable que Leopoldo fuera llevado ante el Tribunal Penal Internacional de La Haya".

En junio de 2020, una manifestación de Black Lives Matter en Bruselas protestó por el asesinato de George Floyd, lo que provocó que el legado de Leopoldo II volviera a ser objeto de debate. Los diputados acordaron crear una comisión parlamentaria para examinar el pasado colonial de Bélgica, un paso que se asemeja al Comité de la Verdad y la Reconciliación creado en Sudáfrica tras la abolición del régimen del apartheid.

. . .

El 30 de junio, en el 60º aniversario de la independencia de la República Democrática del Congo, el rey Felipe emitió una declaración en la que expresaba su "más profundo pesar" por las heridas del pasado colonial y los "actos de violencia y crueldad cometidos" en el Congo durante la colonización, pero no mencionaba explícitamente el papel de Leopoldo en las atrocidades. Algunos activistas le acusaron de no presentar una disculpa completa.

4

Josef Mengele, el ángel de la muerte

JOSEF MENGELE, también conocido como el Ángel de la Muerte (en alemán: Todesengel) fue un oficial y médico de las Schutzstaffel (SS) alemanas durante la Segunda Guerra Mundial. Se le recuerda principalmente por sus acciones en el campo de concentración de Auschwitz, donde realizó experimentos mortales con los prisioneros, y formó parte del equipo de médicos que seleccionaba a las víctimas que iban a ser asesinadas en las cámaras de gas y fue uno de los médicos que administró el gas. Con las tropas del Ejército Rojo arrasando Polonia, Mengele fue trasladado a 280 kilómetros de Auschwitz al campo de concentración de Gross-Rosen el 17 de enero de 1945, sólo 10 días antes de la llegada de las fuerzas soviéticas a Auschwitz.

. . .

Antes de la guerra, Mengele se había doctorado en antropología y medicina, y comenzó una carrera como investigador. Se unió al Partido Nazi en 1937 y a las SS en 1938. Fue asignado como oficial médico de batallón al comienzo de la Segunda Guerra Mundial, luego fue transferido al servicio de campos de concentración nazis a principios de 1943 y asignado a Auschwitz, donde vio la oportunidad de realizar investigaciones genéticas en sujetos humanos. Sus experimentos se centraron principalmente en gemelos, sin tener en cuenta la salud o la seguridad de las víctimas.

Mengele nació en Günzburg el 16 de marzo de 1911, siendo el mayor de los tres hijos de Walburga (de soltera Hupfauer) y Karl Mengele. Sus dos hermanos menores eran Karl Jr. y Alois. Su padre fue el fundador de la empresa Karl Mengele & Sons (más tarde rebautizada como Mengele Agrartechnik), que fabricaba maquinaria agrícola. Mengele tuvo éxito en la escuela y se interesó por la música, el arte y el esquí. Terminó el bachillerato en abril de 1930 y pasó a estudiar filosofía en Múnich, donde se encontraba la sede del Partido Nazi.

En 1931 se unió al Der Stahlhelm, una organización paramilitar que fue absorbida por el Sturmabteilung (Destacamento de Asalto) nazi en 1934. En 1935, Mengele obtuvo un doctorado en antropología por la

Universidad de Múnich. En enero de 1937, se unió al Instituto de Biología Hereditaria e Higiene Racial en Frankfurt, donde trabajó para el Dr. Otmar Freiherr von Verschuer, un genetista alemán con un interés particular en la investigación de gemelos.

Como ayudante de von Verschuer, Mengele se centró en los factores genéticos que dan lugar a un labio y un paladar hendido, o a una barbilla hendida. Su tesis sobre el tema le valió un doctorado cum laude en medicina (MD) por la Universidad de Fráncfort en 1938.

(Sus dos títulos fueron revocados por las universidades emisoras en la década de 1960). En una carta de recomendación, von Verschuer elogió la fiabilidad de Mengele y su capacidad para presentar verbalmente material complejo de forma clara.

El autor estadounidense Robert Jay Lifton señala que los trabajos publicados por Mengele estaban en consonancia con la corriente científica de la época, y probablemente habrían sido considerados esfuerzos científicos válidos incluso fuera de la Alemania nazi.

. . .

El 28 de julio de 1939, Mengele se casó con Irene Schönbein, a quien había conocido mientras trabajaba como médico residente en Leipzig. Su único hijo, Rolf, nació en 1944.

La ideología del nazismo reunía elementos del antisemitismo, la higiene racial y la eugenesia, y los combinaba con el pangermanismo y el expansionismo territorial con el objetivo de obtener más Lebensraum (espacio vital) para el pueblo germánico. La Alemania nazi intentó obtener este nuevo territorio atacando a Polonia y a la Unión Soviética, con la intención de deportar o matar a los judíos y a los eslavos que vivían allí, considerados por los nazis como inferiores a la raza superior aria.

Mengele ingresó en el Partido Nazi en 1937 y en la Schutzstaffel ("Escuadrón de Protección") en 1938.

Recibió formación básica en 1938 con los Gebirgsjäger (tropa de montaña de infantería ligera) y fue llamado a filas en la Wehrmacht (fuerzas armadas nazis) en junio de 1940, unos meses después del estallido de la Segunda Guerra Mundial. Pronto se ofreció como voluntario para el servicio médico en las Waffen-SS, el brazo de combate de las SS, donde sirvió con el rango de SS-Untersturmführer (subteniente) en un batallón médico de reserva hasta noviembre de 1940. A continuación, fue asignado a la SS-Rasse- und Siedlungshauptamt (Oficina Principal de Raza y Asentamiento de las SS) en Poznań, evaluando a los candidatos a la germanización.

En junio de 1941, Mengele fue destinado a Ucrania, donde se le concedió la Cruz de Hierro de segunda clase. En enero de 1942, se unió a la 5ª División Panzer de las SS en Wiking como oficial médico del batallón.

Tras rescatar a dos soldados alemanes de un tanque en llamas, fue condecorado con la Cruz de Hierro de 1ª clase, la Insignia de las Heridas en Negro y la Medalla por el Cuidado del Pueblo Alemán.

A mediados de 1942 fue declarado no apto para el servicio activo, al resultar gravemente herido en acción cerca de Rostov del Don.

Tras su recuperación, fue trasladado a la sede de la Oficina Principal de Raza y Asentamiento de las SS en Berlín, momento en el que reanudó su asociación con von Verschuer, que ahora era director del Instituto Kaiser Wilhelm de Antropología, Herencia Humana y Eugenesia. Mengele fue ascendido al rango de SS-Hauptsturm-führer (capitán) en abril de 1943.

En 1942, Auschwitz II (Birkenau), originalmente destinado a albergar a trabajadores esclavos, comenzó a utilizarse como campo de trabajo y exterminio combinados. Los prisioneros eran transportados allí por ferrocarril desde toda la Europa ocupada por los alemanes, y llegaban en convoyes diarios. En julio de 1942, los médicos de las SS llevaban a cabo "selecciones" en las que los judíos que llegaban eran segregados, y los que se consideraban aptos para trabajar eran admitidos en el campo, mientras que los que se consideraban no aptos para trabajar eran asesinados inmediatamente en las cámaras de gas.

Entre los que fueron seleccionados para morir, aproximadamente tres cuartas partes del total, se encontraban casi todos los niños, las mujeres con niños pequeños, las mujeres embarazadas, todos los ancianos y todos aquellos que parecían (en una breve y superficial inspección por parte de un médico de las SS) no estar completamente sanos y en forma.

A principios de 1943, von Verschuer animó a Mengele a solicitar un traslado al servicio de campos de concentración. La solicitud de Mengele fue aceptada y fue destinado a Auschwitz, donde fue nombrado por el SS-Standort Arzt Eduard Wirths, jefe médico de Auschwitz, para el puesto de médico jefe del Zigeuner Familia Lager (campo de familias romaníes) de Birkenau, un subcampo situado en el complejo principal de Auschwitz. Los médicos de las SS no administraban tratamientos a los internos de Auschwitz, sino que supervisaban las actividades de los médicos internos que habían sido obligados a trabajar en el servicio médico del campo. Como parte de sus funciones, Mengele realizaba visitas semanales a los barracones del hospital y ordenaba que los prisioneros que no se hubieran recuperado tras dos semanas en cama fueran enviados a las cámaras de gas.

El trabajo de Mengele también incluía la realización de selecciones, tarea que decidía llevar a cabo incluso cuando no se le asignaba, con la esperanza de encontrar sujetos para sus experimentos, con un interés particular en localizar parejas de gemelos. A diferencia de la mayoría de los otros médicos de las SS, que consideraban las selecciones como una de sus tareas más estresantes y desagradables, él asumía la tarea con un aire extravagante, a menudo sonriendo o silbando una melodía. Fue uno de los médicos de las SS responsables de supervisar la administración de Zyklon B, el pesticida a base de cianuro que se utilizó para los asesinatos en masa en las cámaras de gas de Birkenau. Prestó sus servicios en las cámaras de gas situadas en los crematorios IV y V.

Cuando un brote de noma -una enfermedad bacteriana gangrenosa de la boca y la cara- afectó al campo romaní en 1943, Mengele inició un estudio para determinar la causa de la enfermedad y desarrollar un tratamiento. Solicitó la ayuda del prisionero Berthold Epstein, un pediatra judío y profesor de la Universidad de Praga.

Los pacientes fueron aislados en barracas separadas y varios niños afligidos fueron asesinados para que sus cabezas y órganos preservados pudieran ser enviados a la Academia Médica de las SS en Graz y a otras instalaciones para su estudio. Esta investigación todavía estaba en curso cuando el campo romaní fue liquidado y sus ocupantes restantes fueron asesinados en 1944.

Cuando comenzó una epidemia de tifus en el campo de mujeres, Mengele desalojó un bloque de seiscientas mujeres judías y las envió a la muerte en las cámaras de gas. Luego se limpiaba y desinfectaba el edificio y las ocupantes de un bloque vecino eran lavadas, desinfectadas y se les daba ropa nueva antes de trasladarlas al bloque limpio. Este proceso se repitió hasta que todos los barracones fueron desinfectados. Se utilizaron procedimientos similares para posteriores epidemias de escarlatina y otras enfermedades, y los prisioneros infectados eran asesinados en las cámaras de gas. Por estas acciones, Mengele fue condecorado con la Cruz al Mérito de Guerra (Segunda Clase con espadas) y fue ascendido en 1944 a Primer Médico del subcampo de Birkenau.

Mengele utilizó Auschwitz como una oportunidad para continuar sus estudios antropológicos e investigaciones sobre la herencia, utilizando a los reclusos para la experimentación humana. Sus procedimientos médicos no mostraban ninguna consideración por la salud, la seguridad o el sufrimiento físico y emocional de las víctimas.

Se interesó especialmente por los gemelos idénticos, las personas con heterocromía iridum (ojos de dos colores diferentes), los enanos y las personas con anomalías físicas. La Deutsche Forschungsgemeinschaft (Fundación Alemana de Investigación) concedió una subvención a petición de von Verschuer, que recibía informes y envíos regulares de especímenes de Mengele. La subvención se utilizó para construir un laboratorio de patología anexo al Crematorio II de Auschwitz II-Birkenau. El Dr. Miklós Nyiszli, un patólogo judío húngaro que llegó a Auschwitz el 29 de mayo de 1944, realizó disecciones y preparó especímenes para su envío en este laboratorio. La investigación de los gemelos tenía en parte la intención de demostrar la supremacía de la herencia sobre el medio ambiente y reforzar así la premisa nazi de la superioridad genética de la raza aria.

Nyiszli y otros informaron que los estudios de gemelos también pueden haber estado motivados por la intención de aumentar la tasa de reproducción de la raza alemana, mejorando las posibilidades de que las personas racialmente deseables tuvieran gemelos.

Los sujetos de investigación de Mengele estaban mejor alimentados y alojados que los demás prisioneros, y se salvaron temporalmente de ser ejecutados en las cámaras de gas. Sus sujetos de investigación vivían en sus propios barracones, donde se les proporcionaba una calidad de comida marginalmente mejor y unas condiciones de vida algo mejores que en las demás zonas del campo. Cuando visitaba a sus jóvenes sujetos, se presentaba como "tío Mengele" y les ofrecía dulces, al tiempo que era personalmente responsable de la muerte de un número desconocido de víctimas a las que mató mediante inyecciones letales, disparos, palizas y sus experimentos mortales. En su libro de 1986, Lifton describe a Mengele como sádico, carente de empatía y extremadamente antisemita, pues creía que los judíos debían ser eliminados por ser una raza inferior y peligrosa. Rolf Mengele afirmó posteriormente que su padre no había mostrado ningún remordimiento por sus actividades durante la guerra.

Un antiguo médico recluso de Auschwitz dijo de Mengele:

"Era capaz de ser tan amable con los niños, de hacer que se encariñaran con él, de llevarles azúcar, de pensar en pequeños detalles de su vida cotidiana y de hacer cosas que nosotros admiraríamos genuinamente... Y luego, junto a eso, ... el humo del crematorio, y estos niños, mañana o dentro de media hora, los va a enviar allí. Bueno, ahí es donde estaba la anomalía."

Los gemelos eran sometidos a exámenes semanales y a mediciones de sus atributos físicos por parte de Mengele o de uno de sus ayudantes. Los experimentos que realizaba con los gemelos incluían la amputación innecesaria de miembros, la infección intencionada de un gemelo con tifus o alguna otra enfermedad y la transfusión de la sangre de un gemelo al otro. Muchas de las víctimas morían durante estos procedimientos, y las que sobrevivían a los experimentos a veces eran asesinadas y sus cuerpos disecados una vez que Mengele ya no los utilizaba. Nyiszli recordó una ocasión en la que Mengele mató personalmente a catorce gemelos en una noche inyectándoles el corazón con cloroformo.

. . .

Si uno de los gemelos moría a causa de una enfermedad, mataba al otro para poder elaborar informes postmortem comparativos con fines de investigación

Los experimentos oculares de Mengele incluían intentos de cambiar el color de los ojos inyectando productos químicos en los ojos de sujetos vivos, y mataba a personas con ojos heterocromáticos para poder extraerles los ojos y enviarlos a Berlín para su estudio. Sus experimentos con enanos y personas con anomalías físicas incluían la toma de medidas físicas, la extracción de sangre, la extracción de dientes sanos y el tratamiento con medicamentos y rayos X innecesarios.

Muchas de sus víctimas fueron enviadas a las cámaras de gas después de unas dos semanas, y sus esqueletos fueron enviados a Berlín para su posterior análisis.

Mengele buscaba mujeres embarazadas, en las que realizaba experimentos antes de enviarlas a las cámaras de gas. Alex Dekel, un superviviente, relata haber sido testigo de cómo Mengele realizaba vivisecciones sin anestesia, extrayendo corazones y estómagos de las víctimas.

Yitzhak Ganon, otro superviviente, relató en 2009 cómo Mengele le extrajo un riñón sin anestesia. Se vio obligado a volver al trabajo sin analgésicos. La testigo

Vera Alexander describió cómo Mengele cosió a dos gemelos romaníes, espalda con espalda, en un burdo intento de crear gemelos unidos; ambos niños murieron de gangrena tras varios días de sufrimiento.

Junto con otros médicos de Auschwitz, Mengele se trasladó al campo de concentración de Gross-Rosen, en la Baja Silesia, el 17 de enero de 1945, llevando consigo dos cajas de muestras y los registros de sus experimentos en Auschwitz. La mayoría de los registros médicos del campo ya habían sido destruidos por las SS, cuando el Ejército Rojo liberó Auschwitz el 27 de enero. Mengele huyó de Gross-Rosen el 18 de febrero, una semana antes de que los soviéticos llegaran allí, y viajó hacia el oeste, a Žatec, en Checoslovaquia, disfrazado de oficial de la Wehrmacht. Allí confió temporalmente sus documentos incriminatorios a una enfermera con la que había entablado una relación. Luego, él y su unidad se apresuraron hacia el oeste para evitar ser capturados por los soviéticos, pero fueron hechos prisioneros de guerra por los estadounidenses en junio de 1945.

Aunque Mengele fue registrado inicialmente con su propio nombre, no se le identificó en la lista de los principales criminales de guerra debido a la desorganización de los aliados en cuanto a la distribución de las listas de buscados, y al hecho de que no tenía el habitual tatuaje del grupo sanguíneo de las SS. Fue liberado a finales de julio y obtuvo documentos falsos con el nombre de "Fritz Ullman", documentos que posteriormente alteró para que dijeran "Fritz Hollmann".

Tras varios meses de huida, incluido un viaje a la zona ocupada por los soviéticos para recuperar sus archivos de Auschwitz, Mengele encontró trabajo cerca de Rosenheim como peón agrícola y finalmente escapó de Alemania el 17 de abril de 1949, convencido de que su captura significaría un juicio y una condena a muerte.

Ayudado por una red de antiguos miembros de las SS, utilizó la línea de la rata para viajar a Génova, donde obtuvo un pasaporte del Comité Internacional de la Cruz Roja con el alias de "Helmut Gregor", y se embarcó hacia Argentina en julio de 1949. Su esposa se negó a acompañarle, y se divorciaron en 1954.

Mengele trabajó como carpintero en Buenos Aires, Argentina, mientras se alojaba en una pensión en el suburbio de Vicente López. Después de unas semanas, se trasladó a la casa de un simpatizante nazi en el barrio más acomodado de Florida Este. A continuación, trabajó como vendedor para la empresa de maquinaria agrícola de su familia, Karl Mengele e Hijos, y en 1951 comenzó a hacer frecuentes viajes a Paraguay como representante regional de ventas. Se mudó a un apartamento en el centro de Buenos Aires en 1953, utilizó los fondos de la familia para comprar una participación en una empresa de carpintería, y luego alquiló una casa en el suburbio de Olivos en 1954. Los archivos publicados por el gobierno argentino en 1992 indican que Mengele pudo haber practicado la medicina sin licencia mientras vivía en Buenos Aires, incluso realizando abortos.

Tras obtener una copia de su certificado de nacimiento a través de la embajada de Alemania Occidental en 1956, Mengele obtuvo un permiso de residencia en Argentina con su nombre real. Utilizó este documento para obtener un pasaporte de Alemania Occidental, utilizando su nombre real, y se embarcó en un viaje a Europa.

Se reunió con su hijo Rolf (a quien le dijeron que Mengele era su "tío Fritz") y su cuñada viuda Martha, para pasar unas vacaciones de esquí en Suiza; también pasó una semana en su ciudad natal, Günzburg.

Cuando regresó a Argentina en septiembre de 1956, Mengele comenzó a vivir con su nombre real. Martha y su hijo Karl Heinz le siguieron un mes después, y los tres comenzaron a vivir juntos. Josef y Martha se casaron en

1958 mientras estaban de vacaciones en Uruguay, y compraron una casa en Buenos Aires. Los intereses comerciales de Mengele incluían ahora la propiedad parcial de Fadro Farm, una empresa farmacéutica. Junto con otros médicos, fue interrogado en 1958 bajo la sospecha de practicar la medicina sin licencia cuando una adolescente murió tras un aborto, pero fue liberado sin cargos. Consciente de que la publicidad podría llevar a que se descubrieran sus antecedentes nazis y sus activi- dades en la guerra, realizó un largo viaje de negocios a Paraguay y en 1959 se le concedió la ciudadanía de ese país con el nombre de "José Mengele". Regresó a Buenos Aires varias veces para arreglar sus asuntos de negocios y visitar a su familia. Martha y Karl vivieron en una pensión de la ciudad hasta diciembre de 1960, cuando regresaron a Alemania Occidental.

El nombre de Mengele se mencionó varias veces durante los juicios de Núremberg a mediados de la década de 1940, pero las fuerzas aliadas creyeron que probablemente ya estaba muerto. Irene Mengele y la familia de Günzburg también alegaron que había muerto. Trabajando en Alemania Occidental, los cazadores de nazis Simon Wiesenthal y Hermann Langbein recopi- laron información de testigos sobre las actividades de Mengele en tiempos de guerra. En una búsqueda de los registros públicos, Langbein descubrió los documentos de divorcio de Mengele, en los que figuraba una dirección en Buenos Aires. Él y Wiesenthal presionaron a las autori- dades de Alemania Occidental para que iniciaran los procedimientos de extradición, y el 5 de junio de 1959 se redactó una orden de arresto. Argentina rechazó inicialmente la solicitud de extradición porque el fugitivo ya no vivía en la dirección indicada en los documentos; cuando se aprobó la extradición, el 30 de junio, Mengele ya había huido a Paraguay y vivía en una granja cerca de la frontera argentina.

En mayo de 1960, Isser Harel, director de la agencia de inteligencia israelí Mossad, dirigió personalmente el exitoso esfuerzo por capturar a Adolf Eichmann en Buenos Aires.

Esperaba localizar a Mengele para que también pudiera ser juzgado en Israel. Durante el interrogatorio, Eichmann proporcionó la dirección de una pensión que había sido utilizada como casa de seguridad para los fugitivos nazis. La vigilancia de la casa no reveló a Mengele ni a ningún miembro de su familia, y el cartero del vecindario afirmó que aunque Mengele había estado recibiendo recientemente cartas allí con su nombre real, desde entonces se había trasladado sin dejar una dirección de reenvío. Las indagaciones de Harel en un taller mecánico del que Mengele había sido copropietario tampoco generaron ninguna pista, por lo que se vio obligado a abandonar la búsqueda.

. . .

A pesar de haber proporcionado a Mengele documentos legales con su nombre real en 1956 (lo que le había permitido formalizar su residencia permanente en Argentina), Alemania Occidental ofrecía ahora una recompensa por su captura. La continua cobertura periodística de sus actividades en tiempos de guerra, con las correspondientes fotografías, llevó al fugitivo a trasladarse de nuevo en 1960. El antiguo piloto Hans-Ulrich Rudel lo puso en contacto con el partidario del nazismo Wolfgang Gerhard, quien ayudó a Mengele a cruzar la frontera con Brasil.

Se quedó con Gerhard en su granja cerca de São Paulo hasta que pudo encontrar un alojamiento más permanente, con los expatriados húngaros Géza y Gitta Stammer. La pareja compró una granja en Nova Europa con la ayuda de una inversión de Mengele, a quien le encargaron la gestión. Los tres compraron una finca de café y ganado en Serra Negra en 1962, en la que Mengele tenía la mitad de la participación.

Gerhard había dicho inicialmente a los Stammer que el nombre del fugitivo era "Peter Hochbichler", pero ellos descubrieron su verdadera identidad en 1963. Gerhard persuadió a la pareja para que no informara a las autoridades de la localización de Mengele, convenciéndoles de que ellos mismos podrían verse implicados por albergar a un fugitivo. En febrero de 1961, Alemania Occidental amplió su solicitud de extradición para incluir a Brasil, tras haber sido informada de la posibilidad de que Mengele se hubiera trasladado allí.

Mientras tanto, Zvi Aharoni, uno de los agentes del Mossad que había participado en la captura de Eichmann, fue puesto a cargo de un equipo de agentes encargados de localizar a Mengele y llevarlo a juicio en Israel.

Sus investigaciones en Paraguay no revelaron ninguna pista sobre su paradero, y no pudieron interceptar ninguna correspondencia entre Mengele y su esposa Martha, que entonces vivía en Italia. Los agentes que seguían los movimientos de Rudel tampoco dieron ninguna pista. Aharoni y su equipo siguieron a Gerhard hasta una zona rural cerca de São Paulo, donde identificaron a un hombre europeo que creían que era Mengele. Este posible avance fue comunicado a Harel, pero la logística para organizar una captura, las limitaciones presupuestarias de la operación de búsqueda y la prioridad de centrarse en el deterioro de las relaciones de Israel con Egipto llevaron al jefe del Mossad a suspender la caza del hombre en 1962.

En 1969, Mengele y los Stammers compraron conjuntamente una casa de campo en Caieiras, de la que Mengele era copropietario. Cuando Wolfgang Gerhard regresó a

Alemania en 1971 para buscar tratamiento médico para su esposa e hijo enfermos, entregó su documento de identidad a Mengele. La amistad de los Stammers con Mengele se deterioró a finales de 1974, y cuando compraron una casa en São Paulo, no le invitaron a unirse a ellos. Más tarde, los Stammers compraron un bungalow en el barrio Eldorado de Diadema, São Paulo, que alquilaron a Mengele.

Rolf, que no había visto a su padre desde las vacaciones de esquí de 1956, lo visitó en el bungalow en 1977; encontró a un "nazi impenitente" que afirmaba que nunca había hecho daño a nadie personalmente y que sólo cumplía con sus obligaciones como oficial.

La salud de Mengele se había ido deteriorando constantemente desde 1972. Sufrió un derrame cerebral en 1976, experimentó hipertensión arterial y desarrolló una infección de oído que afectó a su equilibrio. El 7 de febrero de 1979, mientras visitaba a sus amigos Wolfram y Liselotte Bossert en el balneario costero de Bertioga, Mengele sufrió otra apoplejía mientras nadaba y se ahogó. Su cuerpo fue enterrado en Embu das Artes con el nombre de "Wolfgang Gerhard", cuya identificación había estado utilizando Mengele desde 1971. Otros alias utilizados por Mengele en su vida posterior fueron "Dr. Fausto Rindón" y "S. Josi Alvers Aspiazu".

. . .

Mientras tanto, se informaba de avistamientos de Mengele en todo el mundo. Wiesenthal afirmó tener información que situaba a Mengele en la isla griega de Kythnos en 1960, en El Cairo en 1961, en España en 1971, y en Paraguay en 1978, dieciocho años después de haber abandonado el país. Hasta 1985 insistió en que Mengele seguía vivo -seis años después de su muerte-, tras haber ofrecido en 1982 una recompensa de 100.000 dólares (equivalentes a 300.000 dólares en 2020) por la captura del fugitivo. El interés mundial por el caso aumentó con un simulacro de juicio celebrado en Jerusalén en febrero de 1985, en el que se presentaron los testimonios de más de cien víctimas de los experimentos de Mengele. Poco después, los gobiernos de Alemania Occidental, Israel y Estados Unidos lanzaron un esfuerzo coordinado para determinar el paradero de Mengele. Los gobiernos de Alemania Occidental e Israel ofrecieron recompensas por su captura, al igual que The Washington Times y el Centro Simon Wiesenthal.

El 31 de mayo de 1985, basándose en la información recibida por la fiscalía de Alemania Occidental, la policía allanó la casa de Hans Sedlmeier, amigo de toda la vida de Mengele y director de ventas de la empresa familiar en Günzburg y encontró una libreta de direcciones codificada y copias de las cartas enviadas y recibidas de Mengele. Entre los papeles había una carta de Wolfram

Bossert en la que notificaba a Sedlmeier la muerte de Mengele.

Las autoridades alemanas alertaron a la policía de São Paulo, que se puso en contacto con los Bossert. Durante el interrogatorio, revelaron la ubicación de la tumba de Mengele, y los restos fueron exhumados el 6 de junio de 1985. Un extenso examen forense indicó con un alto grado de probabilidad que el cuerpo era efectivamente el de Josef Mengele. Rolf Mengele emitió una declaración el 10 de junio confirmando que el cuerpo era el de su padre, y admitió que la noticia de la muerte de su padre había sido ocultada para proteger a las personas que lo habían acogido durante muchos años.

En 1992, las pruebas de ADN confirmaron la identidad de Mengele sin lugar a duda, pero los miembros de la familia se negaron a las repetidas peticiones de las autoridades brasileñas de repatriar los restos a Alemania. El esqueleto está almacenado en el Instituto de Medicina Forense de São Paulo, donde se utiliza como ayuda educativa durante los cursos de medicina forense de la Facultad de Medicina de la Universidad de São Paulo.

En 2007, el Museo Conmemorativo del Holocausto de Estados Unidos recibió como donación el Álbum Höcker, un álbum de fotografías del personal de Auschwitz tomadas por Karl-Friedrich Höcker. Ocho de las fotografías incluyen a Mengele.

En febrero de 2010, un volumen de 180 páginas del diario de Mengele fue vendido por Alexander Autographs en una subasta por una suma no revelada al nieto de un superviviente del Holocausto. El anterior propietario, no identificado, que adquirió los diarios en Brasil, era, según los informes, cercano a la familia Mengele. Una organización de supervivientes del Holocausto describió la venta como "un cínico acto de explotación destinado a sacar provecho de los escritos de uno de los más atroces criminales nazis" El rabino Marvin Hier, del Centro Simon Wiesenthal, se alegró de que el diario cayera en manos judías. "En un momento en el que el Irán de Ahmadinejad niega regularmente el Holocausto y el antisemitismo y el odio a los judíos vuelven a estar de moda, esta adquisición es especialmente significativa", dijo. En 2011, otros 31 volúmenes de los diarios de Mengele fueron vendidos -de nuevo en medio de protestas- por la misma casa de subastas a un coleccionista no revelado de recuerdos de la Segunda Guerra Mundial por 245.000 dólares.

5

Vlad Tepes el Empalador, Drácula

POCOS NOMBRES HAN SEMBRADO MÁS terror en el corazón humano que Drácula. El legendario vampiro, creado por el autor Bram Stoker en su novela homónima de 1897, ha inspirado innumerables películas de terror, programas de televisión y otras espeluznantes historias de vampiros.

Aunque Drácula es una creación puramente ficticia, Stoker bautizó a su infame personaje con el nombre de una persona real a la que le gustaba la sangre: Vlad III, Príncipe de Valaquia o, como es más conocido, Vlad el Empalador. El mórbido apodo es un testamento de la forma favorita del príncipe de Valaquia de deshacerse de sus enemigos.

. . .

Pero aparte de tener el mismo nombre, los dos Dráculas no tienen realmente mucho en común, según los historiadores que han estudiado el vínculo entre el conde vampiro de Stoker y Vlad III.

Según la mayoría de los informes, Vlad III nació en 1431 en lo que hoy es Transilvania, la región central de la actual Rumanía. Sin embargo, el vínculo entre Vlad el Empalador y Transilvania es tenue, según Florin Curta, profesor de historia y arqueología medieval de la Universidad de Florida.

"Drácula [de Stoker] está vinculado a Transilvania, pero el verdadero Drácula histórico -Vlad III- nunca fue dueño de nada en Transilvania", dijo Curta a Live Science. El castillo de Bran, una atracción turística actual en Transilvania a la que a menudo se hace referencia como el castillo de Drácula, nunca fue la residencia del príncipe de Valaquia, añadió.

"Debido a que el castillo está en las montañas en esta zona de niebla y tiene un aspecto espeluznante, es lo que uno esperaría del castillo de Drácula", dijo Curta. "Pero él [Vlad III] nunca vivió allí. Nunca puso un pie allí".

· · ·

El padre de Vlad III, Vlad II, sí poseía una residencia en Sighişoara, Transilvania, pero no es seguro que Vlad III naciera allí, según Curta. También es posible, dijo, que Vlad el Empalador naciera en Târgovişte, que en aquella época era la sede real del principado de Valaquia, donde su padre era "voivoda" o gobernante.

Los turistas pueden visitar uno de los castillos en los que Vlad III pasó sin duda alguna. Aproximadamente a los 12 años, Vlad III y su hermano fueron encarcelados en Turquía. En 2014, los arqueólogos encontraron la probable ubicación del calabozo, según la revista Smithsonian. El castillo de Tokat se encuentra en el norte de Turquía. Es un lugar espeluznante con túneles y mazmorras secretas que actualmente está en restauración y abierto al público.

En 1431, el rey Segismundo de Hungría, que más tarde se convertiría en el emperador del Sacro Imperio Romano Germánico, introdujo al anciano Vlad en una orden de caballería, la Orden del Dragón.

Esta designación le valió a Vlad II un nuevo apellido: Dracul. El nombre provenía de la antigua palabra rumana para dragón, "drac". Su hijo, Vlad III, sería conocido posteriormente como el "hijo de Dracul" o, en rumano antiguo, Drăculea, de ahí Drácula. En el rumano moderno, la palabra "drac" se refiere a otra criatura temida: el diablo, dijo Curta.

Según *Drácula: Sense and Nonsense* de Elizabeth Miller, en 1890 Stoker leyó un libro sobre Valaquia. Aunque no mencionaba a Vlad III, a Stoker le llamó la atención la palabra "Drácula". Escribió en sus notas: "en lengua valaca significa DIABLO". Por lo tanto, es probable que Stoker decidiera llamar a su personaje Drácula por las asociaciones diabólicas de la palabra.

La teoría de que Vlad III y Drácula eran la misma persona fue desarrollada y popularizada por los historiadores Radu Florescu y Raymond T. McNally en su libro de 1972 *En busca de Drácula*. Aunque está lejos de ser aceptada por todos los historiadores, la tesis se impuso en la imaginación del público, según The New York Times.

Volviendo a los hechos reales, la Orden del Dragón se dedicó a una tarea singular: la derrota del Imperio Turco u Otomano. Situado entre la Europa cristiana y las tierras musulmanas del Imperio Otomano, el principado natal de Vlad II (y más tarde de Vlad III), Valaquia, fue con frecuencia escenario de sangrientas batallas cuando las fuerzas otomanas avanzaban hacia el oeste de Europa y las fuerzas cristianas rechazan a los invasores.

. . .

Entre esos conflictos, Vlad estuvo un tiempo en cautive-
rio. Cuando Vlad II fue convocado a una reunión diplo-
mática en 1442 con el sultán otomano Murad II, llevó a
sus jóvenes hijos Vlad III y Radu. Pero la reunión era en
realidad una trampa: Los tres fueron arrestados y rete-
nidos como rehenes. El mayor de los Vlad fue liberado
con la condición de dejar atrás a sus hijos.

"El sultán retuvo a Vlad y a su hermano como rehenes
para asegurarse de que su padre, Vlad II, se comportara
en la guerra en curso entre Turquía y Hungría", explica
Miller, historiador investigador y profesor emérito de la
Universidad Memorial de Terranova (Canadá).

Bajo los otomanos, Vlad y su hermano menor fueron
instruidos en ciencias, filosofía y artes. Vlad también se
convirtió en un hábil jinete y guerrero, según Radu
Florescu y Raymond McNally, antiguos profesores de
historia del Boston College, que escribieron varios libros
sobre Vlad III -así como su supuesta conexión con el
Drácula de Stoker- en las décadas de 1970 y 1980.

Fueron tratados razonablemente bien para los estándares
de la época", dijo Miller. "Aun así, [el cautiverio] irritaba
a Vlad, mientras que su hermano en cierto modo
consintió y se pasó al bando turco. Pero Vlad mantenía la

enemistad, y creo que fue uno de sus factores de motiva-
ción para luchar contra los turcos: vengarse de ellos por
haberlo tenido cautivo".

Mientras Vlad y Radu estaban en manos de los otomanos, el padre de Vlad luchaba por mantener su puesto
como voivoda de Valaquia, una lucha que acabaría
perdiendo.

En 1447, Vlad II fue destituido como gobernante de
Valaquia por los nobles locales (boyardos) y fue asesinado
en los pantanos cercanos a Bălteni, a medio camino entre
Târgovişte y Bucarest, en la actual Rumanía. El herma-
nastro mayor de Vlad, Mircea, fue asesinado junto a su
padre.

Poco después de estos terribles acontecimientos, en 1448,
Vlad se embarcó en una campaña para recuperar el
puesto de su padre de manos del nuevo gobernante,
Vladislav II. Su primer intento de llegar al trono contó
con el apoyo militar de los gobernadores otomanos de las
ciudades situadas a lo largo del río Danubio, en el norte
de Bulgaria, según Curta. Vlad también aprovechó el
hecho de que Vladislav estaba ausente en ese momento,
ya que había ido a los Balcanes a luchar contra los

otomanos en nombre del gobernador de Hungría en ese momento, Juan Hunyadi.

Vlad recuperó el puesto de su padre, pero su etapa como gobernante de Valaquia duró poco. Fue depuesto tras sólo dos meses, cuando Vladislav II regresó y recuperó el trono de Valaquia con la ayuda de Hunyadi, según Curta.

Poco se sabe del paradero de Vlad III entre 1448 y 1456. Pero se sabe que cambió de bando en el conflicto otomano-húngaro, renunciando a sus vínculos con los gobernadores otomanos de las ciudades del Danubio y obteniendo el apoyo militar del rey Ladislao V de Hungría, a quien le disgustaba el rival de Vlad, Vladislav II de Valaquia, según Curta.

El rumbo político y militar de Vlad III pasó a primer plano con la caída de Constantinopla en 1453. Tras la caída, los otomanos estaban en condiciones de invadir toda Europa. Vlad, que ya había consolidado su posición anti otomana, fue proclamado voivoda de Valaquia en 1456. Una de sus primeras órdenes en su nuevo cargo fue dejar de pagar un tributo anual al sultán otomano, una medida que anteriormente había garantizado la paz entre Valaquia y los otomanos.

· · ·

Para consolidar su poder como voivoda, Vlad necesitaba sofocar los incesantes conflictos que históricamente habían tenido lugar entre los boyardos de Valaquia.

Según las leyendas que circularon después de su muerte, Vlad invitó a cientos de estos boyardos a un banquete y -sabiendo que desafiarían su autoridad- hizo que sus invitados fueran apuñalados y sus cuerpos aún agitados fueran empalados en púas.

Este es sólo uno de los muchos sucesos horripilantes que le valieron a Vlad su apodo póstumo, Vlad el Empalador. Esta historia -y otras similares- está documentada en material impreso de la época del gobierno de Vlad III, según Miller.

"En las décadas de 1460 y 1470, justo después de la invención de la imprenta, muchas de estas historias sobre Vlad circulaban oralmente, y luego fueron reunidas por diferentes individuos en panfletos e impresas", dijo Miller.

Es discutible si estas historias son totalmente verdaderas o si están significativamente embellecidas, añadió Miller. Después de todo, muchos de los que imprimieron los panfletos eran hostiles a Vlad III.

. . .

Pero algunos de los panfletos de esta época cuentan casi exactamente las mismas historias truculentas sobre Vlad, lo que lleva a Miller a creer que las historias son, al menos parcialmente, históricamente exactas. Algunas de estas leyendas también fueron recopiladas y publicadas en un libro, *La historia de Drácula*, en 1490, por un monje que presentaba a Vlad III como un gobernante feroz, pero justo.

A Vlad se le atribuye haber empalado en 1456 a decenas de mercaderes sajones en Kronstadt (actual Braşov, Rumanía), que en su día fueron aliados de los boyardos. Por la misma época, un grupo de enviados otomanos se entrevistó con Vlad, pero se negó a quitarse los turbantes alegando una costumbre religiosa. Alabando su devoción religiosa, Vlad se aseguró de que sus turbantes permanecieran para siempre en sus cabezas, haciendo que los cubrieran con clavos en sus cráneos.

"Después de que Mehmet II -el que conquistó Constantinopla- invadiera Valaquia en 1462, pudo llegar hasta la capital de Valaquia, Târgovişte, pero la encontró desierta.

. . .

Y frente a la capital encontró los cuerpos de los prisioneros de guerra otomanos que Vlad había tomado, todos empalados", dijo Curta.

Las victorias de Vlad sobre los otomanos invasores se celebraron en toda Valaquia, Transilvania y el resto de Europa; incluso el Papa Pío II quedó impresionado.

"La razón por la que es un personaje positivo en Rumanía es porque tiene fama de haber sido un gobernante justo, aunque muy duro", dijo Curta.

Poco después del empalamiento de los prisioneros de guerra otomanos, en agosto de 1462, Vlad se vio obligado a exiliarse en Hungría, incapaz de derrotar a su mucho más poderoso adversario, Mehmet II. Vlad estuvo encarcelado durante varios años en su exilio, aunque durante ese mismo tiempo se casó y tuvo dos hijos.

El hermano menor de Vlad, Radu, que se había puesto del lado de los otomanos durante las continuas campañas militares, asumió el gobierno de Valaquia tras el encarcelamiento de su hermano. Pero tras la muerte de Radu en 1475, los boyardos locales, así como los gobernantes de varios principados cercanos, favorecieron el regreso de Vlad al poder.

En 1476, con el apoyo del voivoda de Moldavia, Esteban III el Grande (1457-1504), Vlad hizo un último esfuerzo para reclamar su puesto como gobernante de Valaquia. Consiguió recuperar el trono, pero su triunfo fue efímero. Ese mismo año, mientras marchaba a otra batalla con los otomanos, Vlad y una pequeña vanguardia de soldados fueron emboscados y murieron.

Hay mucha controversia sobre la ubicación de la tumba de Vlad III. Se dice que fue enterrado en la iglesia del monasterio de Snagov, en el extremo norte de la moderna ciudad de Bucarest, de acuerdo con las tradiciones de su época. Pero recientemente, los historiadores se han preguntado si Vlad podría estar realmente enterrado en el monasterio de Comana, entre Bucarest y el Danubio, que está cerca del presunto lugar de la batalla en la que murió Vlad, según Curta.

Sin embargo, una cosa es segura: a diferencia del Conde Drácula de Stoker, Vlad III murió definitivamente. Lo único que queda para el mundo moderno son los relatos de sus años como gobernante de Valaquia.

6

Jim Jones, el reverendo asesino en masa

El 18 de noviembre de 1978, los primeros informes procedentes de Guyana indicaban que el congresista Leo J. Ryan y otros cuatro miembros de su partido habían sido asesinados a tiros cuando intentaban subir a un avión en la pista de aterrizaje de Port Kaituma. A las pocas horas, llegó el impactante anuncio de que 408 ciudadanos estadounidenses se habían suicidado en una aldea comunal que habían construido en la selva del noroeste de Guyana.

La comunidad había llegado a ser conocida como "Jonestown". Todos los muertos eran miembros de un grupo conocido como "El Templo del Pueblo", que estaba dirigido por el reverendo Jim Jones.

. . .

Pronto se sabría que 913 de las 1100 personas que se creía que estaban en "Jonestown" en ese momento, habían muerto en un suicidio masivo.

Según el informe oficial presentado a la Cámara de Representantes de Estados Unidos el 15 de mayo de 1979, la cadena de acontecimientos que condujo a la muerte de Leo Ryan en Guyana comenzó un año antes, después de que leyera un artículo en el *San Francisco Examiner* el 13 de noviembre de 1977.

El artículo, titulado *Scared Too Long*, relataba la muerte del hijo de Sam Houston, Bob, en octubre de 1976.

Houston había decidido hablar sobre la muerte de su hijo porque creía que la razón por la que Bob había muerto, bajo las ruedas de un tren, era porque había anunciado su decisión de abandonar el Templo del Pueblo el día anterior. A Houston también le preocupaba que sus dos nietas, enviadas a Nueva York para pasar unas vacaciones, hubieran acabado en "Jonestown", Guyana, y nunca hubieran regresado.

Durante los seis u ocho meses siguientes, Ryan tuvo más noticias del Templo del Pueblo a través de artículos de prensa y de peticiones directas de ayuda de familias preocupadas cuyos familiares habían desaparecido en la selva de Guyana para unirse a la comunidad de "Jonestown". Se denunciaban irregularidades en la seguridad social, violaciones de los derechos humanos y que se retenía a la gente contra su voluntad en "Jonestown".

En junio de 1978, Ryan leyó extractos de la declaración jurada de Debbie Blakey, una desertora de "Jonestown", que incluía afirmaciones de que la comunidad de "Jonestown" había ensayado en varias ocasiones un suicidio masivo.

Tras reunirse con varios familiares preocupados, el interés de Ryan por el Templo del Pueblo se hizo ampliamente conocido y los informes sobre el grupo, tanto favorables como desfavorables, comenzaron a llegar. Contrató a un abogado para que entrevistara a antiguos miembros del Templo del Pueblo y a los familiares de los miembros para determinar si el grupo había cometido alguna infracción de las leyes federales y estatales de California.

En septiembre de 1978, Ryan se reunió con Viron P. Vaky y otros funcionarios del Departamento de Estado para discutir la posibilidad de que Ryan hiciera un viaje a "Jonestown" en Guyana. Esta solicitud se hizo oficial el 4 de octubre. Se concedió el permiso y el viaje se planificó para la semana del 12 al 18 de noviembre. La intención de Ryan de visitar "Jonestown" pronto se dio a conocer y el número de personas que deseaban acompañarle aumentó considerablemente.

En el momento de su partida había nueve personas más de los medios de comunicación y 18 representantes de una delegación de Familiares Preocupados que irían con él, corriendo con los gastos. El grupo oficial, o Codel, estaba formado por Ryan, James Schollaert y Jackie Speier, la asistente personal de Ryan.

En los días de preparación del viaje a "Jonestown", Ryan se puso en contacto con Jim Jones por telégrafo para informarle de su intención de visitar el asentamiento. A través de la Embajada de Estados Unidos en Guyana, Ryan supo que el acuerdo para la visita estaba condicionado.

Ryan tendría que asegurarse de que el Codel no fuera parcial, no habría cobertura de la visita por parte de los medios de comunicación y Mark Lane, el asesor jurídico del Templo del Pueblo, tendría que estar presente.

. . .

El 6 de noviembre, Lane escribió a Ryan y le informó de que no podría asistir a la hora que querían, y afirmó que el Codel no era más que una "caza de brujas" contra el Templo del Pueblo. Lane respondió con una declaración de sus intenciones de visitar el asentamiento de todos modos y que partiría el 14 de noviembre.

Los problemas comenzaron para el grupo tan pronto como llegaron a Guyana a medianoche. Ron Javers, del *San Francisco Chronicle*, fue retenido durante la noche en el aeropuerto, ya que no tenía visado de entrada. El grupo de Concerned Relatives, a pesar de tener reservas confirmadas, tuvo que pasar la noche en el vestíbulo del hotel Pegasus de Georgetown, porque no había habitaciones disponibles para ellos.

Durante los dos días y medio siguientes, Ryan se reunió con el personal de la embajada y organizó un encuentro con el embajador Burke y los familiares afectados. Él y los familiares intentaron hablar con un representante del Templo del Pueblo en su sede de Georgetown, pero no pudieron entrar. Además, Ryan no pudo negociar con éxito con Lane ni con Garry, otro representante legal del Templo del Pueblo, lo que provocó el aplazamiento del vuelo previsto a la misión hasta el viernes 17 de noviembre.

. . .

El viernes por la mañana las negociaciones seguían sin avanzar, por lo que Ryan informó a Lane y Garry de que él y su grupo partirían hacia "Jonestown" a las 14:30 horas. Había dos asientos en el avión si Lane y Garry deseaban partir con ellos. El avión partió como estaba previsto a las 14:30 horas de ese día. A bordo se encontraban Ryan, Speier, el Jefe de Misión Adjunto, Richard Dwyer, Lane y Garry, los nueve representantes de los medios de comunicación, cuatro representantes del grupo Concerned Relatives y Neville Annibourne, un representante del Gobierno guyanés.

En la pista de aterrizaje de Port Kaituma, el cabo Rudder, oficial regional guyanés del distrito noroeste, recibió el avión. Sus instrucciones desde "Jonestown" eran que sólo Lane y Garry podían salir del avión.

A continuación, Ryan y los representantes de "Jonestown" que se encontraban en el aeropuerto negociaron a quién se le permitiría entrar en "Jonestown".

Finalmente, se acordó que todos los representantes de los medios de comunicación, excepto uno, podían entrar. A Gordon Lindsay, consultor de la NBC para el reportaje, se le negó la entrada debido a un artículo que había escrito en el pasado en el que criticaba el Templo del Pueblo.

· · ·

A su llegada a "Jonestown", a la delegación se le sirvió la cena y se le amenizó con una presentación musical a cargo de los miembros del Templo del Pueblo. A medida que avanzaba la velada, los periodistas entrevistaron a Jim Jones mientras Ryan y Speier hablaban con miembros del Templo del Pueblo cuyos nombres habían sido facilitados por familiares en Estados Unidos.

En el transcurso de la noche, un miembro de "Jonestown" pasó una nota al reportero de la NBC Don Harris indicando que él y su familia deseaban marcharse.

Otro miembro hizo una petición verbal similar a Dwyer. Ambas peticiones se comunicaron a Ryan.

A las 11 de la noche, los representantes de los medios de comunicación y de la familia fueron devueltos a Port Kaituma, ya que Jim Jones se negó a permitirles pasar la noche en el recinto. Ryan, Speier, Dwyer, Anni Bourne, Lane y Garry fueron los únicos que pasaron la noche del viernes 17 de noviembre en "Jonestown".

De vuelta a Port Kaituma, los guyaneses locales, entre los que se encontraba un oficial de policía que contó historias de supuestas palizas en "Jonestown", se acercaron a los representantes de los medios de comunicación. Se quejaron de que a los funcionarios guyaneses se les negaba la entrada al recinto y no tenían ninguna autoridad allí. También describieron un "agujero de tortura" en el recinto.

Los medios de comunicación y los familiares no regresaron a "Jonestown" hasta las 11:00 horas del día siguiente, varias horas después de lo previsto.

Ryan había seguido entrevistando a los miembros desde primera hora de la mañana, durante la cual más individuos contaron su deseo de irse. A las tres de la tarde había un total de 15 miembros del Templo del Pueblo subiendo a los camiones con la delegación para dirigirse al aeropuerto de Port Kaituma. Ryan tenía la intención de quedarse pero fue atacado por el miembro del Templo del Pueblo, Don Sly, con un cuchillo. No resultó herido, pero Dwyer insistió en que Ryan se fuera con ellos. Dwyer tenía previsto volver a "Jonestown" más tarde para resolver una disputa con una familia que estaba dividida sobre la cuestión de abandonar Jonestown.

El grupo llegó al aeropuerto de Port Kaituma sobre las 16:30 horas, pero los dos aviones no llegaron hasta las 17:10 horas aproximadamente. El retraso se debió a la inesperada solicitud a la Embajada de Estados Unidos de un segundo avión para transportar a los quince pasajeros adicionales. Poco después de su llegada, un Cessna de seis pasajeros estaba cargado y listo para partir. Cuando empezó a rodar hacia el extremo más alejado de la pista de aterrizaje, uno de los desertores de "Jonestown" a bordo, Larry Layton, abrió fuego contra los demás pasajeros.

Al mismo tiempo, mientras el grupo de Ryan subía al otro avión, un bimotor Otter, en el que viajaban un tractor y un remolque propiedad del Templo del Pueblo, abrió fuego. Ryan, tres miembros de los medios de comunicación y uno de los desertores murieron. Speier y otras cinco personas resultaron gravemente heridas.

El tiroteo duró entre 4 y 5 minutos y el avión más grande quedó inutilizado. El Cessna pudo despegar y comunicó la noticia del ataque a los controladores de la torre de Georgetown. Éstos, a su vez, avisaron a las autoridades guyanesas. Los atacantes abandonaron el aeropuerto poco después, mientras que los supervivientes del ataque buscaron cobertura y protección para pasar la noche.

Según el informe oficial, el suicidio masivo comenzó hacia las 17:00 horas, cuando empezaba el tiroteo en el aeropuerto. Hacia las 18:00 horas, el embajador Burke fue informado del tiroteo. Él, a su vez, informó al Departamento de Estado de EEUU a las 8:30 pm por cable.

Aproximadamente a las 7:40 pm, la policía guyanesa comunicó a Sherwin Harris, miembro del Grupo de Familiares Preocupados, que su ex esposa Sharon Amos y tres de sus hijos habían sido encontrados muertos en la sede del Templo del Pueblo en Georgetown.

La noticia de las muertes en "Jonestown" llegó a Port Kaituma hacia las 2 de la madrugada del domingo, cuando los supervivientes, Stanley Clayton y Odell Rhodes, llegaron allí.

Al amanecer del domingo 19 de noviembre, el primer contingente de fuerzas de rescate del ejército guyanés llegó a Port Kaituma. En una hora llegaron más soldados. Su llegada, más tarde en la mañana, a "Jonestown" confirmó los informes anteriores sobre el suicidio masivo. El primer avión de rescate guyanés aterrizó en Port Kaituma, sin suministros médicos ni personal, alrededor de las 10:00 horas. Todos los heridos y la mayoría de los supervivientes fueron trasladados por aire desde Port Kaituma antes del anochecer y transferidos a los aviones de evacuación médica de las Fuerzas Aéreas estadounidenses en Georgetown.

Mientras la delegación de Ryan se preparaba para subir a su avión, Jim Jones convocó a la comunidad de "Jonestown". Les explicó, como si se tratara de una premonición más que de un conocimiento previo, que alguien en el avión iba a matar a Ryan. Las consecuencias de esta acción serían que las fuerzas políticas que llevaban años intentando destruir el Templo del Pueblo atacarían a la gente de "Jonestown".

El "enemigo" descendería sobre ellos y los mataría sin piedad. Esta no era una amenaza nueva para la comunidad de "Jonestown", ya que habían vivido con el temor de un enemigo y destructor sin nombre durante muchos años, ni la solución de Jones era nueva para ellos. Llevaba tiempo preparándolos para lo que él denominaba "suicidio revolucionario". Incluso habían realizado una serie de ensayos para prepararse para tal evento.

Una grabación del suicidio en masa revela que hubo pocas discrepancias sobre la decisión de morir.

. . .

Una o dos mujeres que consideraban que los niños debían poder vivir protestaron, pero pronto se tranquilizaron al recordarles la alternativa de una muerte indigna a manos del enemigo y el apoyo gritado del grupo. La bebida envenenada fue llevada a la sala y dispensada.

Los bebés y los niños pequeños, más de doscientos, fueron los primeros, con el veneno vertido en sus bocas con jeringas. Mientras los padres veían morir a sus hijos, ellos también tragaban la poción fatal. Los momentos previos a la decisión final de morir suscitaron la resistencia de unos pocos, pero los guardias armados que rodearon la sala fusilaron a muchos de ellos. De las 1100 personas que se cree que estaban presentes en "Jonestown" en ese momento, 913 murieron, incluido Jim Jones, el resto escapó de alguna manera a la selva. No se sabe con certeza si Jones se disparó a sí mismo o si le disparó un desconocido.

La pregunta más desconcertante, que ha surgido de la tragedia de "Jonestown", es cómo un hombre pudo lograr tal control sobre un gran grupo de personas hasta el punto de que morirían voluntariamente a sus órdenes.

Sería fácil suponer que "Jonestown" fue una situación única que sólo pudo ocurrir debido a la dinámica y carismática personalidad de Jim Jones, combinada con la debilidad y vulnerabilidad de sus víctimas. Este análisis puede aportar algo de paz en cuanto a que algo así no podría volver a ocurrir, pero se queda muy lejos de proporcionar una verdadera comprensión de la situación, dejándonos a todos vulnerables al peligro de que ocurran más tragedias como la de "Jonestown".

Para comprender adecuadamente "Jonestown", es necesario explorar los procesos sociales y psicológicos que se emplearon y que aseguraron que se alcanzaran tales extremos de conformidad y obediencia social. Son procesos que son comunes en todos los grupos sociales, pero en casos como el del Templo del Pueblo, se utilizaron hasta el extremo, con los correspondientes resultados extremos.

Los miembros del Templo del Pueblo habían sido entrenados durante muchos años en preparación para el suicidio masivo que finalmente ocurrió en noviembre de 1978.

Jim Jones había compartido con sus seguidores su creencia paranoica de que el gobierno estadounidense estaba conspirando para destruir a cualquiera que estuviera involucrado en el Templo del Pueblo.

. . .

Los seguidores de Jones estaban acostumbrados a buscar la salvación en Jones. A lo largo de los años, Jones había introducido muchas "amenazas" externas para la seguridad de sus seguidores, pero siempre había eliminado el peligro para ellos. Una y otra vez los había rescatado, habían aprendido a confiar en este hombre conocido por ellos como "Padre".

Jones y sus seguidores se habían trasladado a "Jonestown" con la visión de crear una comunidad completamente autosuficiente basada en los ideales del socialismo y el comunalismo. Cada persona trabajaría por el bien común, proveyéndose de comida, refugio, ropa, atención sanitaria y educación. En esta comunidad todos serían iguales y podrían vivir en paz. Era un ideal noble. Uno, como Jones les recordaba constantemente, por el que valía la pena morir.

En noviembre de 1978, la gente de "Jonestown" estaba preparada para morir. Después de muchos años de aportaciones, que habían mantenido tal acción como algo a lo que se debía aspirar, sin ninguna aportación que negara tal creencia, los miembros del Templo del Pueblo habrían visto fácilmente sus propias muertes como un acto de nobleza y dignidad.

. . .

Durante los veinte años que precedieron a los sucesos de "Jonestown", el número de seguidores del reverendo Jim Jones en toda América había crecido considerablemente, ya que atraía hacia sí a los marginados de la sociedad, junto con aquellos que deseaban ayudar a los oprimidos y servir a los necesitados.

A principios de la década de 1960, Jones predicaba la necesidad de la hermandad racial y la integración, una doctrina impopular en aquella época que le valió muchas críticas de la jerarquía eclesiástica. Para evitar esas críticas, Jones fundó el Templo del Pueblo en 1963, donde tanto los blancos como los negros rendían culto juntos. Los pobres y los inadaptados de la sociedad eran recibidos con los brazos abiertos.

La congregación de Jones trabajaba para alimentar a los pobres, encontrar empleo para los desempleados y ayudar a los ex delincuentes y drogadictos a rehacer sus vidas.

A medida que la congregación de Jones crecía, también lo hacían las exigencias a su rebaño. Se exigían mayores sacrificios y dedicación a los miembros del Templo del Pueblo. A medida que aumentaban las críticas a las prácticas de la iglesia, Jones se trasladó al norte de California en 1965, junto con 100 de sus seguidores más dedicados y fieles. Una vez en California, el Templo del Pueblo creció considerablemente hasta contar con varias congregaciones, con su sede central en San Francisco.

Para atraer a nuevos miembros a su "iglesia", Jones publicitó ampliamente sus servicios, prometiendo curaciones milagrosas en las que se extirparían cánceres y se haría ver a los ciegos. A su llegada, los potenciales reclutas serían testigos de una comunidad de hermandad y compañerismo en la que todos, sin importar su posición social o color, eran tratados como iguales.

Cada nuevo miembro potencial era recibido con una calidez personal que rara vez se encuentra en las iglesias más tradicionales.

Los miembros del Templo del Pueblo se presentaban ante la multitud y contaban historias de enfermedades que Jim Jones les había curado. Para convencer aún más a su público de sus grandes poderes, hacía predicciones de acontecimientos que siempre se cumplían, y recibía "revelaciones" sobre miembros o visitantes, cosas que sólo ellos podían saber. Ante sus ojos, Jones curaba a pacientes con cáncer y una masa de tejido pútrido era arrancada del cuerpo del paciente.

Los nuevos miembros debían pasar una severa iniciación que tenía el efecto de hacer mucho más deseable el ingreso. Algo que hay que ganarse se valora naturalmente más que lo que se obtiene libremente. También tuvo el efecto de crear un nivel de compromiso mucho más alto por parte de los miembros. Cada nuevo nivel de compromiso que se pedía al miembro se justificaba inmediatamente por el hecho de que ya se había sacrificado mucho. Rechazar la nueva situación significaría admitir que los actos de compromiso anteriores habían sido erróneos.

Es un fenómeno natural que las personas tiendan a prolongar un compromiso previamente asumido, incluso cuando es doloroso, antes que admitir que se habían equivocado.

Las exigencias que se le plantean a un nuevo miembro son escasas y el nivel de elección es alto. El compromiso de dedicar más tiempo y energía a la organización era gradual; el deseo de hacerlo aumentaba por la promesa de alcanzar un ideal superior. A todos los miembros se les enseñó que la consecución de este ideal requería el sacrificio de uno mismo. Cuanto más se sacrificara, más se lograría.

· · ·

Los nuevos miembros llegarían gradualmente a considerar que las largas reuniones y las horas de trabajo realizadas para la iglesia valían la pena y eran satisfactorias. Jones aumentaba sus exigencias al miembro sólo en pequeños incrementos. En cada nuevo nivel de compromiso, cualquier reserva que la persona pudiera tener podía ser fácilmente racionalizada y justificada.

En el momento en que las exigencias de Jones se volvieron opresivas, los miembros individuales estaban tan comprometidos que no cumplir con ninguna de las nuevas exigencias requeriría una negación completa de la corrección de todas las decisiones y comportamientos anteriores.

Al igual que las exigencias de tiempo de los afiliados aumentaron gradualmente con el tiempo, también lo hizo el nivel de compromiso financiero. En los primeros tiempos de la afiliación, la entrega de dinero era totalmente voluntaria, aunque las cantidades entregadas se registraban abiertamente. Al registrar las cantidades entregadas, se transmitía una expectativa tácita. El nuevo miembro podía elegir no dar nada o muy poco, pero sabía que se estaba midiendo su nivel de compromiso. Con el paso del tiempo, el nivel de contribución se incrementó hasta el 25% de los ingresos de cada persona y dejó de ser voluntario.

. . .

El nivel más alto de compromiso que se podía demostrar era cuando un individuo o una familia vivía en las instalaciones del Templo del Pueblo, entregando todos los bienes personales, los ahorros y los cheques de la seguridad social al Templo. El ideal de la vida en común era un aspecto importante de las enseñanzas de Jones como el único ideal verdaderamente espiritual.

El mundo exterior del capitalismo y el individualismo se consideraba maligno y destructivo.

Las fuerzas de ese sistema maligno verían los ideales y los logros del Templo del Pueblo como una amenaza para su propia estabilidad y, por tanto, querrían destruirlo. A través de estas enseñanzas, Jones pudo crear la ilusión de que el único lugar seguro y confortable era el Templo del Pueblo. Los miembros veían cualquier crítica a la iglesia desde el exterior como algo indigno de confianza y una prueba de lo que Jones había enseñado.

Desde las primeras etapas de su adoctrinamiento, a cada miembro se le enseñó que el logro de una espiritualidad más elevada requeriría una lucha contra sus propias debilidades. Cualquier área de resistencia que un individuo albergara contra la iglesia era rápidamente suprimida por ser una indicación de la falta de fe de esa persona. Jones solía llevar a los críticos ante la asamblea y los reprendía por su "incredulidad". Luego pedía a otros miembros del grupo que impusieran el castigo necesario.

Los padres golpeaban públicamente a sus hijos por sus transgresiones, mientras que los maridos y las esposas debían castigarse mutuamente. De este modo, cada persona se hacía personalmente responsable de la acción y tenía que encontrar una forma de justificarla y racionalizarla. De este modo, Jones pudo ser cada vez más brutal en sus castigos, ya que cada miembro había aprendido a interiorizar la creencia de que tales castigos eran necesarios y justos.

El deseo de ceder cada vez más el control de sus vidas a Jones se vio fomentado por la nueva armonía y paz que los miembros comprometidos encontraron en sus vidas. Las disputas en el seno de las familias fueron disminuyendo. Ya no había motivos de desacuerdo, puesto que las reglas estaban claramente establecidas por Jones. El estrés cotidiano, y a veces incluso la agitación, que habían conocido en el pasado por la constante necesidad de tomar decisiones y elegir, había desaparecido.

La vida era más fácil con menos opciones.

. . .

Cualquier idea de abandonar el Templo del Pueblo era rápidamente descartada por el individuo por una serie de razones. Su compromiso total con la iglesia normalmente significaba que se había aislado de su familia y amigos, ya fuera por falta de asociación o por enemistad abierta. Abandonar el redil de la iglesia significaba admitir sus errores ante la familia y los amigos o quedarse solo sin ningún grupo de apoyo.

La reacción de la Iglesia y las represalias contra otros desertores, a los que se odiaba como traidores y enemigos, también dificultarían la salida. Ponerse deliberadamente en una situación de desprecio por parte de sus amigos era extremadamente desalentador, especialmente cuando durante tanto tiempo el Templo del Pueblo había llegado a ser visto como el único refugio seguro de un mundo malvado.

La última barrera para la emancipación era económica. Cada individuo había entregado todas sus posesiones e ingresos al Templo del Pueblo. Irse significaría abandonar todas las posesiones que tenían, dejándolos sin dinero y sin hogar. Quedarse podía justificarse fácilmente, y las consecuencias parecían más atractivas que lo que se podía afrontar fuera.

. . .

El aislamiento del individuo de cualquier fuerza exterior significaba que incluso cuando no estaban de acuerdo con las enseñanzas o acciones del grupo, ese desacuerdo no se confirmaba en ninguna parte. Sin apoyo o acuerdo de otra fuente, el individuo no tardaba en reprimir sus propias reservas. Este proceso era doblemente efectivo, ya que cada persona debía informar a Jones de cualquier expresión de desacuerdo o insatisfacción. Los hijos informaban a sus padres, los maridos a sus esposas y los padres a sus propios hijos. No era seguro confiar en nadie tus sentimientos negativos, hacerlo supondría arriesgarse a la humillación pública y a los severos castigos impuestos por tales "ofensas".

En "Jonestown" este aislamiento era aún más extremo.

La comunidad estaba situada en medio de una selva con guardias armados a lo largo de los pocos caminos que conducían a la civilización. Incluso si uno conseguía salir del complejo, no tenía ni pasaporte, ni papeles, ni dinero que le ayudara a escapar.

Cuando Ryan y su delegación llegaron a "Jonestown", cualquiera que quisiera salir tenía la opción de hacerlo abiertamente sin las amenazas normales a su seguridad, y sin embargo sólo quince optaron por hacerlo.

. . .

Esto es un fuerte indicio de la eficacia del adoctrinamiento de Jones.

Jim Jones nació en Lyn, Indiana, en 1931, durante la Gran Depresión. Mientras sus padres luchaban por ganarse la vida, Jones era libre de explorar el mundo que le rodeaba. A una edad temprana se encontró con una congregación pentecostal conocida como el Tabernáculo del Evangelio, formada principalmente por personas que se habían trasladado a la zona desde Kentucky y Tennessee. La iglesia y sus miembros vivían en los márgenes de la comunidad y eran conocidos como "holy-rollers" y "tongues people" por la comunidad más conservadora de Lyn.

Al principio de su adolescencia, Jones ya no estaba interesado en las actividades normales de los otros chicos.

Le interesaba mucho más el fervor emocional y religioso que encontraba en el Tabernáculo del Evangelio. Aquí aprendió sobre la curación espiritual y pronto recibió elogios por su predicación.

. . .

En 1947, a la edad de dieciséis años, Jones predicaba en las esquinas de los barrios negros y blancos, compartiendo la sabiduría y el conocimiento que creía poseer y que estaba obligado a compartir con los demás. Creía en la fraternidad del hombre, independientemente de su posición social o de su raza. Sus "simpatías" estaban con los pobres y los oprimidos.

Jones se consideraba un líder entre sus compañeros y despreciaba el comportamiento de otros chicos de su edad, que consideraba frívolo y pecaminoso. Sin embargo, temía enormemente el rechazo y tomaba represalias ante cualquier crítica o desacuerdo adverso que consideraba una traición. Un ejemplo de esto fue cuando su mejor amigo decidió irse a casa en lugar de cumplir con las exigencias de Jones. Mientras su amigo se alejaba, Jones cogió la pistola de su padre y disparó a la figura del chico que se retiraba rápidamente.

Durante sus años de instituto, Jones empezó a interesarse por la vida de hombres poderosos e influyentes, interesándose especialmente por Adolf Hitler y Joseph Stalin. Cuando conoció a su futura esposa, Marceline, al final de la adolescencia, ya había desarrollado un gran conocimiento y preocupación por las cuestiones sociales y los acontecimientos mundiales. Marceline era estudiante de enfermería en el hospital donde Jones trabajaba a tiempo parcial. Se casaron después de que Jones se graduara en el instituto con honores y comenzara la universidad.

Los primeros años de su matrimonio fueron muy tormentosos. Jones era inseguro y dominante. Su mayor temor, el de ser abandonado por los que le importaban, le hacía sentir celos de cualquier atención que Marceline prestara a otra persona. Las constantes explosiones emocionales y diatribas de Jones eran extremadamente difíciles para Marceline, pero su creencia de que el matrimonio era un compromiso para toda la vida la hizo soportar.

A lo largo de este periodo, Jones comenzó a cuestionar su fe, encontrando difícil conciliar su creencia en un Dios amoroso y misericordioso con la realidad del sufrimiento y la pobreza que veía a su alrededor. Ahora proclamaba que no existía Dios. Esperaba que Marceline compartiera su nueva sabiduría y la amenazó con suicidarse si seguía rezando. Se ablandó en 1952 cuando los metodistas, la denominación de la iglesia a la que asistía Marceline, mostraron una conciencia social en línea con sus propias creencias. La iglesia defendía los derechos de las minorías y trabajaba para acabar con la pobreza. La oposición de los metodistas al desempleo y el apoyo a la negociación colectiva de los trabajadores y a la seguridad de los ancianos impresionaron especialmente a Jones.

· · ·

Ese mismo año, mientras continuaba sus estudios universitarios, Jones aceptó un puesto de pastor estudiantil en la Iglesia Metodista de Somerset, en un barrio menos acomodado y mayoritariamente blanco del sur de Indianápolis. En secreto, Jones visitó varias iglesias afroamericanas de la zona e invitó a los que conoció allí a sus propios servicios y a su casa. Durante este tiempo, Jones intentó adoptar al primo de Marceline, que vivía con ellos desde que lo rescataron de un hogar de acogida. El niño de doce años no estaba contento con esta decisión y se resistió.

Jones le dijo que cualquier idea de volver con su madre era inútil, ya que ella no era apta y no le quería. Después de visitar a su madre, el niño creyó lo contrario. En un arrebato emocional, Jones intentó imponer su voluntad al chico, pero éste no se dejó convencer. Volvió a vivir con su madre y se negó a ver a Jones cuando venía de visita.

En un par de años, Jones predicaba con éxito en reuniones pentecostales en otras iglesias, atrayendo a grandes multitudes con sus curaciones y milagros. Este éxito le llevó a abandonar la Iglesia Metodista de Somerset y a fundar su propia iglesia. En 1956, trasladó su congregación a un local más grande y comenzó a llamar a sus actividades un "movimiento" y a su iglesia el "Templo del Pueblo".

. . .

Su estilo emocional y sus prédicas sobre la integración y la igualdad eran cualidades inusuales en un predicador blanco a mediados de los años cincuenta y la congregación de Jones no le proporcionó el fuerte respaldo financiero necesario para aumentar su influencia. A pesar de su escaso número, la iglesia de Jones estableció un comedor social y abogó por dar refugio a los necesitados y por la adopción de niños.

En esta época, Jones y Marceline adoptaron un niño negro y un huérfano coreano, además de dar a luz a un hijo.

La intensidad de la Guerra Fría a mediados de los años cincuenta influyó considerablemente en Jones, que creía que la mejor manera de combatir el comunismo era con el comunalismo. Fue capaz de cristianizar sus incipientes creencias políticas refiriéndose a pasajes bíblicos sobre la venta de las posesiones.

Las buenas obras de Jones y su creencia en los derechos civiles pronto se vieron recompensadas con su nombramiento como jefe de la Comisión de Derechos Humanos de Indianápolis. Sus creencias y acciones radicales en esta época le valieron muchas quejas y críticas de los sectores conservadores de la comunidad.

. . .

Jones empezó a relatar a los periódicos locales historias de acoso y amenazas contra su vida, aunque ninguna de sus afirmaciones pudo ser corroborada por las investigaciones policiales.

Casualmente, fue en el momento en que las críticas a su política aumentaban cuando Jones tuvo una "visión" de ataque nuclear. Creyendo que el Medio Oeste era el objetivo más probable de tal ataque, Jones comenzó a buscar un lugar "más seguro" para trasladar a su congregación. Dejando su congregación en manos de sus asistentes, Jones fue en busca de la ubicación ideal. Viajó a Hawai y luego a Brasil, donde permaneció dos años, enseñando inglés para mantenerse. Fue durante su viaje de regreso de Brasil que Jones visitó por primera vez Guayana, donde quedó impresionado por las doctrinas socialistas del gobierno.

En 1965, dos años después de su regreso a Indianápolis, Jones se trasladó con 140 de sus seguidores a Ukiah, en el condado de Mendicino, California, porque había leído en la revista Esquire que la zona sería segura en caso de ataque nuclear. Una vez instalados, Jones encontró un trabajo a tiempo parcial como profesor y Marceline trabajó como asistente social en el hospital estatal de Mendicino.

No llevaban mucho tiempo allí cuando Marceline decidió que quería poner fin a su matrimonio.

Los encuentros sexuales extramatrimoniales de Jones se habían hecho más frecuentes desde la mudanza a California y su ansia de poder y control había aumentado de forma espectacular. Su hijo Stephan respetaba poco a su padre por su hipocresía. Creaba reglas para satisfacer sus propios caprichos, pero no cumplía ninguna. Jones consumía diversas drogas para controlar sus altibajos emocionales, incluyendo Quaaludes, que Stephan utilizó para intentar suicidarse.

En 1968, cuando su familia se estaba desmoronando y su congregación sólo contaba con 68 miembros, Jones solicitó y obtuvo la afiliación a los Discípulos de Cristo, una denominación que contaba con 1,5 millones de miembros. Con muy poca supervisión por parte de la administración eclesiástica, Jones pudo ignorar sus requisitos de comunión y bautismo; en su lugar, predicaba el socialismo y bautizaba a los nuevos miembros "en el santo nombre del socialismo".

. . .

Ser miembro de una iglesia reconocida dio a Jones exenciones fiscales y una mayor estima. Su congregación creció rápidamente hasta alcanzar los 300 miembros. Jones y sus seguidores dedicaron gran parte de su tiempo a promocionar la iglesia y sus buenas obras, no sólo en la comunidad sino también en todo el país.

Cada mes se enviaban más de 30.000 ejemplares de un boletín informativo a todo el país y Jones comenzó a emitir por radio, asegurándose de que sus buenas obras fueran conocidas por todos. En 1973, su congregación había aumentado a dos mil quinientos y se había extendido a San Francisco y Los Ángeles, donde también empezó a predicar.

En 1974, Jones obtuvo el permiso del gobierno de Guyana para empezar a construir una comuna en un terreno de 300 acres, a 140 millas de Georgetown. Se firmó el contrato de arrendamiento y Jones llamó a la comuna "Jonestown". Como algunos de sus seguidores ya vivían en el lugar de la comuna, Jones decidió visitar Georgetown y darse a conocer allí. Los miembros de su equipo se dirigieron al padre Andrew Morrison para obtener permiso para que Jones diera un servicio en la sagrada iglesia católica. Mal informados de la naturaleza de la predicación de Jones, el padre Morrison y otros asistentes quedaron horrorizados por las curaciones y mila-gros obviamente falsos que se produjeron.

Decepcionado, Jones regresó a California, donde la recepción de sus payasadas fue mucho más favorable. Los miembros del personal, por lo general intelectuales con una fuerte inclinación mística, hurtaban la basura de los miembros del templo para obtener información que Jones podía utilizar para fingir la clarividencia en sus reuniones.

Los miembros potenciales del Templo eran invitados a pequeñas reuniones en las que se les examinaba cuidadosa-mente. Cualquiera que pareciera ser demasiado conser-vador desde el punto de vista político era excluido de seguir participando, mientras que aquellos con actitudes antisis-tema y simpatía por los servicios de tipo pentecostal eran bienvenidos. Estos criterios significaban que la mayoría de los reclutas eran afroamericanos, sin educación y pobres.

En respuesta a las enseñanzas de Jones sobre el comuna-lismo cristiano, los miembros del Templo reunían sus ingresos y entregaban sus propiedades al Templo del Pueblo para que fueran vendidas, a cambio recibían alojamiento, comida y una asignación de dos dólares a la semana.

.   .   .

Jones predicaba que sólo a través del socialismo se podía alcanzar la libertad, la justicia y la igualdad perfectas. Según Jones, el socialismo era la manifestación de Dios. Sus milagros, la curación de los enfermos y la atención a los pobres eran la prueba de que era Cristo encarnado.

Jones se veía a sí mismo como un revolucionario social a pesar de que su propia organización era todo menos socialista. No había un liderazgo colectivo y su personal, casi todo blanco, no podía cuestionar sus ideas. Sólo había una fuente de autoridad: Jim Jones.

El dualismo y la hipocresía de Jones se reflejan en sus enseñanzas sobre las relaciones sexuales. Creía en la liberación sexual pero defendía el matrimonio. Atacaba el matrimonio sin libertad sexual por ser contrarrevolucionario; cualquier cónyuge que reaccionara con celos ante la infidelidad sexual de su pareja era atacado abiertamente. Al mismo tiempo predicaba las virtudes del celibato y atacaba la sexualidad de todos los miembros.

Cada persona debía confesar sus prácticas y fantasías sexuales, mientras que las mujeres debían quejarse públicamente de la forma de hacer el amor de su marido. Jones decía a su congregación que él era el único heterosexual verdadero, pero en privado sodomizaba a un hombre, justificando sus acciones como la única forma de demostrarle a ese hombre que era realmente homosexual.

En diciembre de 1973, Jones fue detenido en MacArthur Park, un conocido lugar de encuentro de homosexuales, y fichado por conducta lasciva. Aunque los cargos fueron desestimados, Jones tuvo que firmar un documento en el que admitía que había una razón de peso para la detención.

Jones pudo mantener su detención en secreto y siguió ganando aceptación en la zona de San Francisco. Los grupos de izquierda lo acogieron por su apoyo a las causas progresistas y sus enseñanzas antisistema. Los miembros del Templo trabajaron en campañas políticas en San Francisco y Jones cultivó relaciones con diversas figuras políticas poderosas, utilizando su gran congregación y acumulación de fondos del Templo del Pueblo para cimentar su influencia.

Aunque su influencia exterior era cada vez mayor y su control sobre su congregación era casi ininterrumpido, Jones no pudo evitar todas las críticas negativas dirigidas al Templo del Pueblo, aunque lo intentó. Hizo que miembros de su congregación aceptaran trabajos en algunos de los principales periódicos de la zona para advertirle de cualquier plan para imprimir material negativo sobre él.

Antes de que los periódicos pudieran publicar la historia, Jones comenzaba a amenazarlos con acciones legales. Cualquiera de sus oponentes que persistiera en desacreditarlo pronto recibiría correo amenazante y sería despertado en medio de la noche con llamadas telefónicas amenazantes. Los desertores del Templo estaban demasiado aterrorizados para contar sus experiencias negativas con Jones, ya que eran constantemente amenazados con graves castigos.

Al estar bien experimentados en los castigos de Jones y en su incontrolable ira hacia cualquiera que se atreviera a dejarlo, los desertores creían que cumpliría sus amenazas si lo presionaban.

Grace Stoen, la esposa de Tim Stoen, que era el abogado del Templo, experimentó de primera mano la ira de Jones cuando se atrevió a abandonar la comunidad por la brutal paliza que recibió un miembro que había criticado a Jones. Jones estaba indignado por su traición a la luz de "todo lo que había hecho por ella". Con el apoyo de Tim,

Jones inició una feroz batalla por la custodia del hijo de los Stoen, que Jones reclamaba falsamente como suyo.

Fue esta batalla por la custodia, junto con un creciente número de quejas de ex miembros y familiares de miembros, lo que provocó que una gran cantidad de atención pública se centrara en el Templo del Pueblo.

Con la creciente publicidad negativa, la paranoia de Jones se volvió aún más exagerada y comenzó a preparar a su congregación para el traslado final a Guyana.

Una vez en Guyana, Jones pudo mantener el control sobre su comunidad de seguidores sin la aportación conflictiva de agencias externas.

Confinado en la propiedad de 300 acres, sin dinero ni pasaportes, Jones tenía la garantía de que ninguno de sus seguidores podría abandonarlo. Ahora podía tener el control total de su gente.

Cuando ese control se vio de nuevo amenazado por la salida de otras quince personas con el grupo de Leo

Ryan, el acto vengativo de Jones de asesinar en el aeropuerto fue típico de Jones durante toda su vida. La orden de suicidio en masa era su medio para obtener el control definitivo, si no podía tener el control de su pueblo en vida, lo tendría en la muerte.

7

Ivan el terrible, el primer zar de Rusia

IVÁN el Terrible fue el primer zar de toda Rusia. Durante su reinado, adquirió grandes cantidades de tierra por medios despiadados, creando un gobierno controlado centralmente.

¿Quién fue Iván el Terrible? El nieto de Iván el Grande, Iván el Terrible, o Iván IV, adquirió enormes cantidades de tierra durante su largo reinado (1533-1584), una época marcada por la conquista de los kanatos de Kazán, Astracán y Siberia. Iván el Terrible creó un estado ruso controlado centralmente, impuesto por el dominio militar. Muchos creen que era un enfermo mental. Uno de sus arrebatos violentos fue quizás la razón de la muerte de su hijo.

. . .

El primer zar de toda Rusia, Iván el Terrible, o Iván IV, tenía una personalidad compleja. Inteligente pero propenso a brotes de rabia incontrolable, los trágicos antecedentes de Iván contribuyeron a su infame comportamiento. No se conocen muchos detalles sobre sus primeros años de vida, y los historiadores debaten sobre sus logros como líder. Sin embargo, hay consenso en que su reinado estableció el actual territorio ruso y el gobierno centralizado para los siglos venideros.

Nieto de Iván el Grande, Iván el Terrible nació como Iván Chetvyorty Vasilyevich el 25 de agosto de 1530 en el Gran Ducado de Moscovia, Rusia, en el seno de la dinastía de los Rurik. Su padre, Basilio III, murió cuando él tenía 3 años. Su madre, Elena Glinskaya, gobernó como regente hasta su muerte en 1538, cuando Iván tenía 8. Durante este tiempo, el reino degeneró rápidamente en el caos, ya que las familias boyardas (nobles) rivales se disputaban la legitimidad de su gobierno.

Las intrigas de la corte y el peligro constante al que estuvo expuesto Iván mientras crecía moldearon gran parte de su naturaleza despiadada y desconfiada.

Las pruebas indican que Iván era un niño sensible e inteligente, descuidado y ocasionalmente despreciado por los miembros de la nobleza que lo cuidaban tras la muerte de sus padres. Este entorno alimentó su odio hacia la clase boyarda, de la que sospechaba que estaba implicada en la muerte de su madre. Se dice que de niño torturaba a los animales pequeños, pero aun así consiguió desarrollar su gusto por la literatura y la música.

En 1547, Iván IV fue coronado zar de Moscovia. Ese mismo año se casó con Anastasia Romanovna. En 1549, Iván nombró un consejo de asesores, una asamblea de consenso que ayudó a instituir sus reformas.

Durante lo que se considera el periodo constructivo de su reinado, introdujo el autogobierno en las regiones rurales, reformó la recaudación de impuestos e instituyó el derecho estatutario y la reforma eclesiástica. En 1556, instituyó normas sobre las obligaciones de la clase boyarda al servicio de la corona.

En política exterior, Iván IV tenía dos objetivos principales: resistir a la Horda de Oro mongola y acceder al Mar Báltico. En última instancia, pretendía conquistar todas las regiones independientes restantes y crear una Rusia más grande y centralizada.

. . .

En 1552 y 1556, los ejércitos de Iván aplastaron los kanatos tártaros de Kazán y Astracán, respectivamente. Esto extendió el control de Moscovia hasta los Urales en el este y el Mar Caspio en el sur, creando una zona de amortiguación contra los mongoles. (Iván encargó la catedral de San Basilio en la Plaza Roja de Moscú, construida entre 1555 y 1561, para conmemorar la conquista de la ciudad tártara de Kazán). Sin embargo, Iván no tuvo tanto éxito en la anexión de Lituania y en el acceso al Báltico: Uno de sus consejeros desertó a Lituania y dirigió su ejército para derrotar la ofensiva de Iván IV.

Si bien sus esfuerzos iniciales tuvieron éxito, los métodos de Iván el Terrible perturbaron la economía y la cultura. Se apoderó de tierras privadas y las redistribuyó entre sus apoyados, y creó una fuerza policial vestida toda de negro, montada en caballos negros, que existía más para aplastar la disidencia que para mantener la paz.

Por lo tanto, Iván no era un líder popular, y su impopularidad continuaría creciendo durante los siguientes años.

Tras la muerte de su primera esposa en 1560, Iván IV entró en una profunda depresión y su comportamiento se volvió más errático. Su sospecha de que ella había sido asesinada por los boyardos no hizo más que aumentar su paranoia. Abandonó Moscú repentinamente y amenazó con abdicar el trono. Sin líder, los moscovitas suplicaron su regreso. Él aceptó, pero con la condición de que se le concediera el poder absoluto de la región que rodeaba Moscú, conocida como la oprichnina. También exigió la autoridad para castigar a los traidores e infractores de la ley con la ejecución y la confiscación de los bienes.

Durante los siguientes 24 años, Iván IV llevó a cabo un reino de terror, desplazando y destruyendo a las principales familias de boyardos de la región, y ganándose el apodo por el que ahora es más conocido. (También se le conoce por el apodo de "Grozny", que se traduce aproximadamente como "formidable o que provoca terror o miedo").

Fue durante este periodo cuando Iván golpeó a su nuera embarazada, provocando un aborto, mató a su hijo en un posterior ataque de ira y dejó ciego al arquitecto de la catedral de San Basilio. También fue durante esta época cuando creó los Oprichniki, la primera fuerza policial secreta oficial rusa.

En 1584, con su salud debilitada, Iván el Terrible se obsesionó con la muerte, invocando a brujos y adivinos para que lo sostuvieran, pero sin éxito. El final llegó el 18 de marzo de 1584, cuando Iván murió de una aparente apoplejía. Había legado el reino a su hijo incapaz, Feodor, cuyo gobierno llevó a Rusia a la catastrófica Época de los Problemas, que desembocó en el establecimiento de la dinastía Romanov.

A la muerte de Iván el Terrible, el país quedó sumido en el desorden, con profundas cicatrices políticas y sociales. Rusia no saldría del caos hasta el reinado de Pedro el Grande, más de un siglo después.

8

Dennis Rader, el asesino BTK

DENNIS LYNN RADER (nacido el 9 de marzo de 1945) es un asesino en serie estadounidense que asesinó al menos a diez personas en el condado de Sedgwick (en Wichita y sus alrededores), Kansas, entre 1974 y 1991.

Era conocido como el asesino BTK (o estrangulador), que significa "Bind" (Atar), "Torture" (Torturar) y "Kill" (Matar), una descripción adecuada de su modus operandi. Poco después de los asesinatos, escribió cartas a la policía y a los medios de comunicación locales en las que se jactaba de los crímenes y de conocer los detalles. Tras un largo paréntesis, estas cartas se reanudaron en 2004.

·   ·   ·

Dennis Lynn Rader nació el 9 de marzo de 1945, el primero de cuatro hermanos. Era hijo de William E. Rader y su esposa, la antigua Dorothea M. Cook.

Creció en Wichita y se graduó en la escuela Riverview y posteriormente en el instituto Wichita Heights. Rader asistió a la Universidad Wesleyan de Kansas en 1965-66 y luego pasó cuatro años, de 1966 a 1970, en las Fuerzas Aéreas de EE.UU., incluyendo el tiempo en Texas, Alabama, Okinawa, Corea del Sur, Grecia y Turquía.

Cuando regresó a Estados Unidos, se trasladó a Park City, un suburbio situado siete millas al norte de Wichita. Trabajó durante un tiempo en el departamento de carne del supermercado Leekers IGA de Park City, donde su madre también era contable. Se casó con Paula Dietz el 22 de mayo de 1971. Asistió a Butler County Community College en El Dorado, obteniendo un título de Asociado en Electrónica en 1973. Se matriculó en la Universidad Estatal de Wichita ese mismo otoño. Allí se graduó en 1979 con una licenciatura en Administración de Justicia.

De 1972 a 1973, Rader trabajó como ensamblador para la empresa Coleman, una firma de material de acampada, al igual que dos de las primeras víctimas de BTK. Desde noviembre de 1974 hasta que fue despedido en julio de 1988, Rader trabajó en una oficina de Wichita de ADT Security Services, una empresa que vendía e instalaba sistemas de alarma para empresas comerciales durante los años que pasó allí. Ocupó varios puestos, incluido el de director de instalación.

Rader fue supervisor de operaciones de campo del censo en la zona de Wichita en 1989 durante tres meses, antes del censo federal de 1990.

Rader trabajaba desde 1991 como supervisor del Departamento de Cumplimiento en Park City, un departamento con dos empleados y múltiples funciones que se encargaba del "control de animales, problemas de vivienda, zonificación, aplicación de permisos generales y una variedad de casos de molestias". En este puesto, los vecinos le recuerdan como una persona a veces demasiado celosa y extremadamente estricta; una vecina se quejó de que le aplicó la eutanasia a su perro sin motivo alguno.

El 2 de marzo de 2005, el consejo de Park City despidió a Rader por no presentarse al trabajo o no llamar. (Para entonces, ya estaba detenido por las autoridades).

Rader fue miembro de la Junta de Apelación de Zonificación del Condado de Sedgwick y de la Junta Asesora de Control de Animales (nombrada en 1996 y dimitida en 1998). También era miembro de la Iglesia Luterana de Cristo, una congregación luterana de unas 200 personas. Era miembro desde hacía unos 30 años y había sido elegido presidente del Consejo de la Congregación. También era líder de los Cub Scouts.

Dennis y Paula son padres de dos hijos adultos, Brian y Kerri. Ambos nacieron después del inicio de los asesinatos de BTK.

El 27 de julio de 2005, el juez de distrito del condado de Sedgwick, Eric Yost, renunció al período de espera habitual de 60 días y concedió el divorcio inmediato a Paula Rader, al considerar que su salud mental estaba en peligro. Rader no impugnó el divorcio, y el matrimonio de 34 años se terminó. Paula Rader dijo en su petición de divorcio que su estado mental y físico se había visto afectado negativamente por el matrimonio.

También alegó que la pareja era incompatible y que él había incumplido los deberes y obligaciones matrimoniales materiales, posiblemente debido a su encarcelamiento.

. . .

El viernes 25 de febrero de 2005, Rader fue detenido cerca de su casa en el 6220 de la calle 61 e Independence en Park City y acusado de los asesinatos de BTK. En una rueda de prensa celebrada a la mañana siguiente, el jefe de policía de Wichita, Norman Williams, afirmó rotundamente que "lo esencial es que BTK ha sido detenido". Rader se declaró culpable de sus crímenes el 27 de junio de 2005, haciendo un relato gráfico y casi surrealista de sus crímenes en el tribunal.

Fue condenado a cumplir diez cadenas perpetuas consecutivas (una cadena perpetua por víctima), sin posibilidad de libertad condicional durante 175 años, el 18 de agosto de 2005. Esto incluye nueve cadenas perpetuas sin posibilidad de libertad condicional durante 15 años, y una cadena perpetua sin posibilidad de libertad condicional durante 40 años.

Utilizando una jerga personal para su equipo de asesinos, Rader describió casualmente a sus víctimas como sus "proyectos" y en un momento dado comparó los asesinatos de sus víctimas con la matanza de animales diciendo que los "sacrificaba".

Rader creó lo que llamaba un "kit de golpeo", un maletín o bolsa de bolos que contenía los elementos que utilizaría durante los asesinatos: pistolas, cinta adhesiva, cuerda y esposas. También llevaba lo que llamaba "ropa de sicario", que usaba para los crímenes y de la que luego se deshacía.

Rader desarrolló un patrón para sus asesinatos. Vagaba por la ciudad hasta encontrar una víctima potencial.

En ese momento, acechaba a la persona hasta que conocía el patrón de sus vidas y cuándo sería el mejor momento para atacar. Rader solía acechar a varias víctimas a la vez, para poder continuar la caza si una de ellas no funcionaba. En el momento del asesinato, Rader entraba en la casa, cortaba las líneas telefónicas y se escondía hasta que su víctima llegaba a casa.

Rader solía calmar a sus víctimas haciéndose pasar por un violador que necesitaba hacer realidad sus fantasías sexuales. Esto hacía que muchas de sus víctimas se mostraran más cooperativas e incluso le ayudaran, pensando que, una vez terminada la violación, las dejaría en paz. En cambio, Rader las mataba.

El nombre BTK, elegido por Rader para sí mismo, también dictaba sus métodos. Rader ataba, torturaba y mataba a sus víctimas. Rader estrangulaba a sus víctimas hasta que perdían el conocimiento, luego las dejaba revivir y las volvía a estrangular. Repetía el patrón una y otra vez, forzándolas a experimentar la cercanía de la muerte, excitándose sexualmente al ver sus luchas. Finalmente, Rader las estrangulaba hasta la muerte y se masturbaba hasta eyacular sobre el cadáver.

Las víctimas de Rader incluyen:

- 1974: Cuatro miembros de una familia (Joseph Otero, su esposa Julie Otero y dos de sus cinco hijos: Joseph Otero II y Josephine Otero)
- 1974: Kathryn Bright
- 1977: Shirley Vian
- 1977: Nancy Fox
- 1985: Marine Hedge
- 1986: Vicki Wegerle
- 1991: Delores Davis

Los funcionarios de la policía dicen que no hay motivos para creer que Rader fuera responsable de otros asesinatos. Recogió objetos de los escenarios de los asesinatos que cometió y, según se informa, no tenía objetos que estuvieran relacionados con otros asesinatos. No obstante, no se puede descartar necesariamente a Rader como sospechoso de otros casos.

. . .

Rader era especialmente conocido por enviar cartas burlonas a la policía y a los periódicos. Hubo varias comunicaciones de BTK entre 1974 y 1979. La primera fue una carta que había sido escondida en un libro de ingeniería en la Biblioteca Pública de Wichita en octubre de 1974 que describía en detalle el asesinato de la familia Otero en enero de ese año.

La última comunicación conocida del asesino BTK con los medios de comunicación y la policía fue un sobre acolchado que llegó a la cadena de televisión KSAS-TV, afiliada a la FOX, en Wichita, el 16 de febrero de 2005. En el paquete se incluía un disquete Memorex púrpura de 1,44 MB. También se incluía una carta, una fotocopia de la portada de una novela de 1989 sobre un asesino en serie (Rules of Prey) y un collar de color dorado con un gran medallón. La policía encontró metadatos incrustados en un documento de Microsoft Word en el disco que apuntaban a la Iglesia Luterana de Cristo, y el documento estaba marcado como modificado por última vez por "Dennis". Una búsqueda en el sitio web de la iglesia hizo aparecer a Dennis Rader como presidente del consejo de la congregación. La policía comenzó inmediatamente a vigilar a Rader.

En algún momento de este período, la policía obtuvo una orden para los registros médicos de la hija de Rader,

Kerri. Una muestra de tejido incautada en ese momento fue sometida a pruebas de ADN y proporcionó una coincidencia familiar con el semen de una escena del crimen de BTK anterior. Esto, junto con otras pruebas reunidas antes y durante la vigilancia, dio a la policía una causa probable para la detención.

Rader fue detenido mientras conducía cerca de su casa y puesto bajo custodia poco después del mediodía del 25 de febrero de 2005. Inmediatamente después, los agentes de la ley -incluyendo un camión de la unidad de bombas de la Policía de Wichita, dos camiones SWAT y agentes del FBI y de la ATF- se concentraron en la residencia de Rader cerca de la intersección de la I-135 con la calle 61 Norte. Se registraron la casa y el vehículo de Rader y se recogieron pruebas (entre ellas, equipos informáticos, un par de medias negras recuperadas de un cobertizo y un recipiente cilíndrico).

También se registraron ese día la iglesia a la que asistía, su despacho en el Ayuntamiento y la sede principal de la biblioteca de Park City. Los agentes fueron vistos retirando un ordenador de su oficina del Ayuntamiento, pero no está claro si se encontró alguna prueba en estos lugares.

. . .

Rader habló con ellos durante horas. Confesó enseguida. Llenaron doce DVD con su confesión.

El 26 de febrero de 2005, el Departamento de Policía de Wichita anunció en una rueda de prensa que tenían a Dennis Lynn Rader como principal sospechoso de los asesinatos de BTK. (transcripción vía The Wichita Eagle)

Rader fue detenido oficialmente el 28 de febrero de 2005.

Kansas restableció la pena de muerte en 1994. El último asesinato conocido de BTK se produjo en 1991, lo que hace que todos los asesinatos conocidos de BTK no puedan acogerse a la pena de muerte. Aunque los asesinatos posteriores estén relacionados con el asesino de BTK, en un principio no estaba claro si la pena de muerte entraría en juego, ya que el Tribunal Supremo de Kansas declaró inconstitucional la ley de pena capital del estado el 17 de diciembre de 2004. El domingo siguiente a su detención, los informes de Associated Press citaban una fuente anónima según la cual Rader había confesado otros asesinatos además de los que ya se le relacionaban. La fiscal del condado de Sedgwick, Nola Foulston, calificó estas informaciones de "patentemente falsas". El 5 de marzo, los medios de comunicación afirmaron haber verificado por múltiples fuentes que Rader había confesado los diez asesinatos de los que se le acusa, pero ninguno más.

El 1 de marzo, Rader fue acusado formalmente de diez cargos de asesinato en primer grado (AP vía The Wichita Eagle). Hizo su primera comparecencia por videoconferencia desde la cárcel. Estaba representado por un abogado de oficio. La fianza se mantuvo en 10 millones de dólares.

El 3 de mayo, el juez del tribunal de distrito Gregory Waller se declaró inocente de los diez cargos en nombre de Rader, ya que éste no habló en su comparecencia.

El 27 de junio, fecha prevista para el juicio, Dennis Rader cambió su declaración a culpable. De manera muy calmada describió, en detalle, los asesinatos. No se disculpó. (Declaraciones de Rader en línea en formato RealMedia por cortesía de KWCH-TV).

El 18 de agosto, Dennis Rader se enfrentó a la sentencia. Las familias de las víctimas hicieron declaraciones, seguidas por Rader, quien se disculpó por los crímenes.

Fue condenado a diez cadenas perpetuas consecutivas, lo que requiere un mínimo de 175 años sin posibilidad de libertad condicional. En Kansas no existía la pena de muerte en el momento en que se cometieron los asesinatos, por lo que ésta era la máxima condena permitida.

Al día siguiente Rader fue trasladado de la cárcel del condado de Sedgwick al centro penitenciario de El Dorado, una prisión estatal de Kansas, para empezar a cumplir su cadena perpetua como recluso n° 0083707, con una fecha de liberación lo más temprana posible, el 26 de febrero de 2180. Mientras iba allí, Rader habló del tiempo. Pero cuando en la radio sonaron las declaraciones de las familias de las víctimas de un día antes en su audiencia de sentencia, Rader comenzó a llorar.

Desde el 23 de abril, a Rader se le ha permitido ver la televisión, escuchar la radio, leer revistas y tener otros privilegios por buen comportamiento. Los familiares de las víctimas se mostraron en desacuerdo con esta decisión alegando que anteriormente había utilizado esos medios para explorar fantasías sexuales.

Según el registro de Rader en la base de datos del Departamento Correccional de Kansas, tenía un informe disciplinario relativo al correo el 10 de abril de 2006.

. . .

El 22 de julio de 2005, estalló una polémica en el programa de Nancy Grace de la CNN sobre un poema que Dennis Rader había escrito y que fue transmitido a alguien que luego lo vendió en un sitio de subastas especializado en recuerdos de asesinos en serie. El poema se titulaba "Viernes negro", una oda al día en que fue detenido. El poema expresaba que Dennis Rader no estaba contento por haber sido capturado, y uno de los versos proclamaba: "El lado oscuro de mí ha sido expuesto".

La existencia del asesino BKT ha tenido varias repercusiones en la cultura popular. La CBS emitió *The Hunt for the BTK Killer* (La caza del asesino BTK), una película hecha para la televisión el 9 de octubre de 2005.

La película está protagonizada por Robert Forster como el detective principal y Gregg Henry como Dennis Rader. Tuvo 9 millones de espectadores.

En mayo de 2006 se estrenó una película directa a vídeo titulada *El asesino B.T.K.* Los críticos señalan varias inexactitudes en la película, incluyendo líneas de tiempo incorrectas. Un episodio de Law and Order SVU basado en BTK (en el que el asesino es rebautizado como RDK) se estrenó la misma semana en que el verdadero BTK fue capturado. El grupo belga de música darkwave Suicide Commando editó un single de edición limitada titulado Bind, Torture and Kill.

9

Albert Fish, el vampiro de Brooklyn

En noviembre de 1934, Grace Budd, de 10 años, llevaba seis años desaparecida. No había ninguna pista prometedora ni ningún avance en relación con su desaparición. Hasta que su madre, Delia Flanagan Budd, recibió una carta anónima.

"Querida Señora Budd", decía. "El domingo 3 de junio de 1928 la visité en el 406 de la calle 15. Le llevé queso de bote y fresas. Almorzamos. Grace se sentó en mi regazo y me besó. Me decidí a comerla".

La extraña y farragosa carta que la Sra. Budd recibió aquella fría noche de noviembre comenzaba con la historia de un marinero que había desarrollado un gusto por la carne humana y terminaba con una desgarradora descripción del asesinato de la hija de la Sra. Budd, asada en el horno.

Aunque la confesión escrita no tenía firma ni nombre, fue el principio del fin del asesino en serie caníbal Albert Fish. Sin embargo, la forma en que se produjo su desorbitada locura y su sed de sangre asesina es una historia tan macabra e inimaginable como la propia muerte de Grace Budd.

Nacido el 19 de mayo de 1870 en Washington, D.C., hijo de Randall y Ellen Fish, Hamilton Howard "Albert" Fish tuvo muchos nombres: el Vampiro de Brooklyn, el Hombre Lobo de Wysteria, el Hombre Gris.

Pequeño, tranquilo y sin pretensiones, tenía un rostro que se mezclaba con la multitud y una vida privada que habría asustado incluso a los criminales más duros.

De niño, Fish sufría enfermedades mentales, al igual que varios miembros de su familia.

No sólo su hermano estaba ingresado en un manico-mio, sino que a su tío se le había diagnosticado manía, mientras que su madre experimentaba habitualmente alucinaciones visuales.

. . .

Su padre tenía 75 años en el momento del nacimiento de Fish y murió cuando Albert tenía sólo cinco años. Su madre viuda no tenía recursos para cuidar sola de Albert y sus tres hermanos y los dejó en un orfanato estatal.

Allí concibió su pasión por el dolor.

Los cuidadores del orfanato golpeaban regularmente a los niños e incluso, en ocasiones, les animaban a hacerse daño entre ellos. Pero mientras los otros niños vivían con miedo a los castigos dolorosos, Fish se deleitaba con ellos.

"Estuve allí hasta casi los nueve años, y ahí fue donde empecé a equivocarme", recordó Fish más tarde. "Nos azotaron sin piedad. Vi a los chicos hacer muchas cosas que no deberían haber hecho".

Llegó a disfrutar y a asociar el dolor con el placer, que más tarde se filtraría en la gratificación sexual.

Cuando su madre se estabilizó mentalmente y fue lo suficientemente autosuficiente económicamente como para llevarlo a casa en 1880, lo sacó del orfanato. Pero el daño ya estaba hecho.

. . .

Fish no sólo siguió administrando sus propias palizas, sino que comenzó una relación malsana con un niño telegrafista en 1882. El niño le introdujo en las prácticas sexuales de la urolagnia y la coprofagia, el consumo de desechos humanos.

Con el tiempo, sus tendencias sadomasoquistas le llevaron a una obsesión por la automutilación sexual. Se clavaba regularmente agujas en la ingle y el abdomen y se flagelaba con una paleta con clavos.

Y en 1890, después de que Fish, de 20 años, se trasladara a la ciudad de Nueva York, comenzaron sus crímenes contra los niños.

Fish sentía cada vez más curiosidad por el dolor ajeno y no perdió el tiempo tras mudarse a Nueva York para aprender más. Empezó a prostituirse y a abusar de niños pequeños, a los que sacaba de sus casas para violarlos y torturarlos. Su arma favorita era una paleta con clavos.

Sorprendentemente, en 1898 Fish se casó con una mujer que le había presentado su madre y tuvo seis hijos con ella. Aunque nunca abusó violentamente de los suyos, Fish siguió violando y torturando a otros niños durante su infancia.

En 1910, mientras trabajaba como pintor de casas en Delaware, Fish conoció a Thomas Kedden. Fish y Kedden iniciaron una relación sadomasoquista, aunque se desconoce en qué medida Kedden la consintió realmente.

En las descripciones posteriores de la relación, Fish insinuó que Kedden era tal vez un discapacitado intelectual, aunque siempre fue difícil distinguir la realidad de la ficción en los relatos de Fish.

Sólo diez días después de su encuentro inicial, Fish atrajo a Kedden a una granja abandonada con el pretexto de una cita. Sin embargo, cuando Kedden llegó, se encontró encerrado dentro.

Durante dos semanas, Fish torturó a Kedden. El asesino en ciernes mutiló el cuerpo del otro hombre y le cortó la mitad del pene. Luego, tan repentinamente como había llegado, Fish desapareció, dejando a Kedden con un billete de diez dólares por las molestias.

. . .

"Nunca olvidaré su grito, ni la mirada que me dirigió", recordó Fish más tarde.

En 1917, Fish tenía dificultades para ocultar los síntomas de una grave enfermedad mental, lo que llevó a su mujer a dejarle por otro hombre. A partir de entonces, las autolesiones de Fish aumentaron, desde clavarse más y más agujas en la ingle hasta meterse lana cubierta de líquido para encendedores en el ano, y prenderle fuego.

También empezó a tener alucinaciones auditivas. En un momento dado, recordó haberse envuelto en una alfombra siguiendo las instrucciones de Juan el Apóstol.

Fish comenzó a enseñar a sus propios hijos juegos extraños y extrañamente sadomasoquistas, antes de desarrollar una obsesión por el canibalismo. Como precursor del consumo de carne humana, empezó a comer carne cruda, comida que a menudo invitaba a sus hijos a compartir.

En 1919, su obsesión por la tortura y el canibalismo le llevó a contemplar el asesinato. Empezó a buscar niños vulnerables, como huérfanos con discapacidad intelectual o niños negros sin hogar, jóvenes que suponía que no iban a ser echados de menos.

En su juicio y en sus escritos posteriores afirmó que Dios le hablaba, ordenándole que torturara y consumiera niños pequeños.

Recorría los anuncios de los periódicos locales publicados por familias que buscaban a alguien para realizar las tareas domésticas o por jóvenes que buscaban trabajo.

Fue a través de uno de estos anuncios que encontró a la joven Grace Budd.

Grace no fue siempre el objetivo de Albert Fish, sino su hermano mayor.

Edward Budd buscaba trabajo en una granja o en el campo, por eso puso el anuncio que encontró Fish. En un principio, Fish pensaba "contratar" a Edward y llevarlo a su casa de campo para torturarlo.

. . .

Así, bajo el falso nombre de Frank Howard, Fish llamó a la familia Budd a su casa de Manhattan.

Afirmó que tenía que realizar algunos trabajos agrícolas en el norte del estado y que también buscaba ayuda en la casa. ¿Le interesaba a Edward?

Edward se inclinó por aceptar el trabajo de aquel caballero de rostro gris y poco llamativo.

Pero, de repente, el interés de Fish cambió. Mientras Edward reflexionaba sobre su oferta, Fish se fijó en una niña de pie detrás de sus padres: Grace, de 10 años.

Tenía un nuevo plan, y no perdió el tiempo.

Mientras hablaba de su granja ficticia y del trabajo imaginario que emprendería Edward, Fish mencionó casualmente que estaba en la ciudad para visitar a su sobrina y asistir a su fiesta de cumpleaños. ¿Le gustaría a la pequeña Grace acompañarle?

. . .

Albert Fish, el desconocido de aspecto modesto, convenció a Delia y Albert Budd para que le dejaran llevar a su hija a la fiesta de cumpleaños de su sobrina.

Nunca volvieron a verla.

Fish llevó a Grace, vestida con sus mejores galas, a su casa en el norte del país, la misma que pretendía utilizar como cámara de tortura para su hermano.

Según la carta enviada a Delia Budd, junto con su confesión, Fish se escondió en un dormitorio del piso superior - desnudo, para no mancharse de sangre- mientras Grace recogía flores silvestres en el patio.

Luego la llamó para que entrara. Cuando ella gritó al verlo, él la agarró antes de que pudiera huir.

Como dice su espantosa carta: "Primero, la desnudé. Cómo pateó, mordió y arañó. La asfixié hasta la muerte y luego la corté en trozos pequeños para poder llevar la carne a mis habitaciones, cocinarla y comerla... Tardé 9 días en comerme todo su cuerpo".

. . .

La carta, que claramente pretendía causar pánico en el hogar de los Budd, aceleró la caída de Albert Fish.

El papel en el que había escrito la carta resultó ser una pieza de papelería de la New York Private Chauffeur's Benevolent Association.

La policía preguntó a la empresa y descubrió que el papel había sido dejado por un conserje de la empresa en una casa de huéspedes en la que se había alojado.

En la misma casa de huéspedes, un hombre llamado Albert Fish estaba alquilando un lugar. Al enterarse de que Fish tenía un gran parecido con Frank Howard, el secuestrador de Grace Budd, la policía concertó una entrevista.

Para su sorpresa, Fish confesó en un instante, prácticamente tropezando para revelar los detalles precisos de lo que había hecho a Grace Budd, así como a docenas de otros niños.

Pero al final, sólo se pudo demostrar concretamente que tres niños (incluida Grace) eran sus víctimas.

. . .

El asesinato de Grace Budd fue, con mucho, el más infame de los crímenes de Fish. Pero otros dos asesinatos fueron vinculados a él después de su detención.

Como es lógico, son igual de horripilantes.

Según el Museo del Crimen, se cree que Albert Fish es responsable del asesinato de un niño de 4 años llamado Billy Gaffney. Billy había desaparecido mientras jugaba con un vecino en Brooklyn el 11 de febrero de 1927. Ese niño diría más tarde a la policía que el "hombre del saco" se llevó a Billy.

El niño de 3 años describió a este "hombre del saco" como un hombre delgado, de edad avanzada, con pelo y bigote grises. Al principio, la policía no tomó en serio al niño. Pero cuando buscaron por todo el vecindario sin pistas, finalmente se dieron cuenta de que había sido secuestrado. Nunca se le volvió a ver.

Pero tras la detención de Fish, un motorista de una línea de tranvía de Brooklyn se presentó para identificarlo como un "viejo nervioso" que vio el mismo día en que Billy había desaparecido. Al parecer, el anciano intentaba calmar a un niño sentado a su lado en el tranvía que lloraba por su madre. El hombre entonces arrastró al pequeño fuera del carrito.

Fish admitió el secuestro y asesinato de Billy con un detalle enfermizo:

"Tomé herramientas, un buen gato pesado de nueve colas. De fabricación casera. Mango corto. Corté uno de mis cinturones por la mitad, rajé estas mitades en seis tiras de unas 8 pulgadas de largo. Azoté su trasero desnudo hasta que la sangre corrió por sus piernas. Le corté las orejas, la nariz, le corté la boca de oreja a oreja. Le saqué los ojos. Entonces estaba muerto. Le clavé el cuchillo en el vientre, acerqué mi boca a su cuerpo y bebí su sangre."

Aunque nadie fue capaz de encontrar los restos de Billy, la gente fue capaz de localizar el cuerpo de la tercera víctima confirmada de Fish con relativa rapidez.

En 1924, un joven llamado Francis McDonnell desapareció mientras jugaba con su hermano y un grupo de amigos en Staten Island. Su cuerpo fue encontrado en el bosque poco después. Había sido estrangulado con sus propios tirantes.

. . .

Poco antes de que Albert Fish fuera condenado a muerte, confesó ser quien atrajo a Francis al bosque, para después agredir y estrangularlo. Admitió que estaba dispuesto a desmembrar al muchacho, pero creyó oír que alguien se acercaba y huyó del lugar.

El juicio de Albert Fish comenzó el 11 de marzo de 1935 y demostró claramente que el hombre estaba loco. Como era de esperar, su defensa se declaró inocente por razón de locura. Fish admitió que sus alucinaciones auditivas en forma de voces le habían dicho que matara a los niños.

Sin embargo, a pesar de que numerosos psiquiatras que intervinieron en el juicio apoyaron la declaración de locura, el jurado consideró que Fish estaba lo suficiente-mente cuerdo como para ser declarado culpable. El juicio duró 10 días y terminó con un veredicto que hizo que Fish fuera ejecutado por electrocución al año siguiente.

Mientras esperaba su destino entre rejas en la prisión de Sing Sing, en Ossining, Nueva York, a Fish se le permitió escribir una serie de notas sobre sus crímenes.

. . .

Éstas ayudarían a los periodistas que cubrían el espantoso caso a detallar mejor sus crímenes, con un relato de primera mano que seguramente atraería a los lectores.

Aunque generalmente se cree que mató a entre tres y nueve víctimas, el propio Fish tenía otra cifra en mente.

Su escalofriante afirmación de que "tenía un hijo en cada estado" sigue sin confirmarse. Mientras tanto, los recuerdos detallados del hombre desde la prisión nunca se han publicado.

Antes de su ejecución el 16 de enero de 1936, el abogado de Albert Fish, Jack Dempsey, se negó a compartir las notas de su cliente. Bastó con echarles un vistazo para determinar que lo que Fish había descrito era demasiado macabro para el consumo público.

"Nunca se lo enseñaré a nadie", dijo. "Era la sarta de obscenidades más sucia que he leído nunca".

Conclusión

Haz terminado este libro.

Antes de finalizar, te daremos algunos consejos. Ya sabes que los psicópatas están en todos lados. Incluso, quizás todos tenemos algo de psicópatas. Entonces, ¿cómo hacer frente ante situaciones problemáticas que podría causar un psicópata? Recuerda que los psicópatas son, desde personas normales, hasta personas públicas.

Cómo hacer frente a la situación: La mayoría de los psicópatas no quieren cambiar porque no ven la necesidad de hacerlo. Siguen convencidos de que los demás se equivocan en lugar de ellos.

Así que suelen ser los que les rodean los que buscan

estrategias de afrontamiento. Al fin y al cabo, estar cerca de una persona insensible y sin emociones es duro.

Tanto si crees que tu amigo, jefe o pariente puede ser un psicópata, su comportamiento puede afectar seriamente a tu bienestar psicológico si no tienes cuidado. Es importante establecer límites saludables y reconocer cuándo corres el riesgo de ser manipulado.

Si te está causando bastante angustia, busca ayuda profesional. Un profesional de la salud mental puede ayudarte a establecer límites saludables para que puedas cuidarte.

Ahora bien, ¿qué tan seguido estadísticamente una persona es psicópata? Un estudio de 2008 en el que se utilizó el PCL:SV descubrió que el 1,2% de una muestra estadounidense obtuvo una puntuación de 13 o más sobre 24, lo que indica una "psicopatía potencial". Las puntuaciones se correlacionan significativamente con la violencia, el consumo de alcohol y una menor inteligencia.

Un estudio británico de 2009 realizado por Coid et al., que también utilizó el PCL:SV, informó de una prevalencia en la comunidad del 0,6% con una puntuación de 13 o más. Sin embargo, si la puntuación se ajustara a la recomendada de 18 o más, esto habría dejado la prevalencia más cerca del 0,1%. Las puntuaciones se correlacionaron con la edad más joven, el sexo masculino, los intentos de suicidio, la violencia, el encarcelamiento, la falta de hogar, la dependencia de las drogas, los trastornos de la personalidad (histriónico, límite y antisocial) y los trastornos de pánico y obsesivo-compulsivos.

La psicopatía tiene una prevalencia mucho mayor en la población condenada y encarcelada, donde se estima que entre el 15 y el 25% de los reclusos cumplen los requisitos para el diagnóstico. Un estudio sobre una muestra de reclusos en el Reino Unido descubrió que el 7,7% de los reclusos entrevistados cumplían el punto de corte del PCL-R de 30 para un diagnóstico de psicopatía. Un estudio sobre una muestra de reclusos en Irán que utilizó el PCL:SV encontró una prevalencia del 23% con una puntuación de 18 o más.

Un estudio realizado por Nathan Brooks de la Universidad de Bond encontró que alrededor de uno de cada cinco jefes de empresa muestra rasgos psicopáticos clínicamente significativos, una proporción similar a la de los reclusos.

Bibliografía

- Beattie, Robert. *Nightmare In Wichita: The Hunt for the BTK Strangler.* New American Library: March 30, 2005.
- Borowsky, John. *Albert Fish in His Own Words: The Shocking Confessions of the Child Killing Cannibal.* Waterfront Productions: 2014.
- Florescu, Radu. *Dracula: A Biography of Vlad the Impaler, 1431-1476.* Hawthorn Books: 1973.
- Hochschild, Adam. *King Leopold's Ghost: A Story of Greed, Terror, and Heroism in Colonial Africa.* Mariner Books: 1999.
- O'Neill Tom, Piepenbring Dan. *Manson. La historia real.* Roca Editorial: 2019.
- Payne, Robert. Romanoff, Nikita. *Ivan the Terrible.* Cooper Square Press: 2002.
- Reiterman, Tim. *Raven: The Untold Story of the*

Rev. Jim Jones and His People. TarcherPerigee: 2008

- Revell, Anna. Josef Mengele: *ANGEL OF DEATH: A Biography of Nazi Evil.* Independently Published: 2018.